Gewidmet meiner eigenen Plazenta,
die ich physisch zwar verloren habe,
mit der ich mich aber in tiefer Dankbarkeit verbunden fühle.

Doris Ahlea Moser

Wurzeln des Lebens

Die menschliche Plazenta vor und nach der Geburt

Autorin: Mag. Doris Ahlea Moser
Umschlaggestaltung, Illustration: Mag. Christian Moser
Lektorat, Korrektorat. Mag. Birgit Salchinger
Fachlektorat: MSc Margarete Wana

Verlag: Buchschmiede von Dataform Media GmbH, Wien

ISBN: 978-3-99084-614-8 (Paperback)
ISBN: 978-3-99084-615-5 (Hardcover)
ISBN: 978-3-99084-616-2 (e-Book)

Printed in Austria

Inhaltsverzeichnis

Sanft getragen und geschaukelt

Es gibt da diesen Platz in der Natur. An warmen Tagen spanne ich dort meine Hängematte auf. Und wenn ich dann entspannt zwischen den Bäumen schaukle, fällt mein Blick nach oben in das grüne Blätterdach über mir. Je nach Jahreszeit sehe ich zartes Hellgrün, saftiges Sommergrün oder auch herbstliches Gelbgrün. Der Wind spielt mit den Ästen und Blättern, das Laub rauscht und raschelt - manchmal wie ein leises Flüstern, manchmal wie ein tosender Wasserfall. Hin und wieder blitzt die Sonne durch die Blätter. In solchen Hängematten-Momenten scheint die Zeit still zu stehen und das Gestern, Heute und Morgen verschwimmen zu einem einzigen Jetzt. Über mir die Äste des alten Baumes, darüber die Weite des Himmels. Unter mir die weit verzweigten Wurzeln, die sich tief in die Erde graben und dort Halt und Kraft finden. Und ich frage mich, wie es damals war, im Bauch meiner Mutter. Sanft getragen und geschaukelt, verbunden mit meinem Baum des Lebens. Das verzweigte Adersystem meiner Plazenta als Baumkrone an meiner Seite. Weiche Geborgenheit. Tief verwurzelt in der lebensspendenden Kraft meiner Plazenta. Dankbarkeit durchflutet mich. Dankbarkeit für diesen Dienst am Leben in einer längst vergessenen Zeit meines Lebens. Und Dankbarkeit für dieses Leben, das hier und jetzt um mich schwingt, die schattenspendenden Bäume über mir, die Kraft der Erde unter mir. Dankbarkeit. Stille Dankbarkeit.

Einleitung

Jede Frau, die ein Kind geboren hat, hat auch eine Plazenta zur Welt gebracht. Doch während dem Neugeborenen natürlicherweise viel Aufmerksamkeit geschenkt wird, geht die Nachgeburt im Trubel des Geschehens leicht unter. Kaum jemand fragt danach. Kaum jemand berichtet über die Plazentageburt - außer es kam möglicherweise zu Komplikationen während der Nachgeburtsphase. Der Plazenta wird allgemein wenig Beachtung geschenkt. Und trotzdem habe ich mir in den Kopf gesetzt, ein ganzes Buch darüber zu schreiben. Warum mache ich das?

Meine eigene Plazenta verlor ich unmittelbar mit meiner Geburt. Ich kam im Operationssaal zur Welt und wurde sofort von meiner Plazenta getrennt. Während ich versorgt und meine Mutter wieder zugenäht wurde, wurde meine Plazenta wohl im Krankenhausmüll entsorgt. Eventuell wurde sie auch für kosmetische oder wissenschaftliche Zwecke verwendet. Das war zum Zeitpunkt meiner Geburt durchaus üblich. Heute ist nicht mehr nachvollziehbar, was tatsächlich mit meiner Nachgeburt geschah.

Meine erste Tochter wurde in einem Krankenhaus geboren. Obwohl die Geburt äußerst strapaziös war (und sie vom Auspulsieren der Nabelschnur profitiert hätte), wurde meine Tochter sofort abgenabelt. Wenig später wurde die Plazenta wenig liebevoll aus meinem Körper gezogen. Die Hebamme übte dazu Druck auf meinen Bauch aus und zog an der Nabelschnur. Obwohl ich mir vor der Geburt wenig Gedanken um die Nachgeburt gemacht hatte und sie für mich nicht sonderlich bedeutsam war, wurde meine Neugierde durch die Geburt der Plazenta geweckt. Plötzlich fand ich sehr spannend, was da noch zusätzlich von mir geboren worden war. Ich kann mich noch sehr gut daran erinnern, dass ich die Hebamme bat, mir die Plazenta zu zeigen. Sie stand am Fußende des Bettes und hielt die Plazenta kurz hoch. Einem inneren Impuls folgend wollte ich die Plazenta anfassen. Ich war sehr gespannt, wie dieser rötliche Fleischklumpen, glänzend und blutig, sich wohl anfühlen würde. Ich stellte mir die Berührung sehr weich und warm vor. Doch die Hebamme erfüllte meine Bitte nicht. „Das geht nicht! Das ist hoch infektiös!", war ihre Antwort. Und damit drehte sie sich um und ging mit der Plazenta weg, um sie im Müll zu entsorgen. Obwohl mir vom Verstand her absolut klar war, dass die Hebamme mich angelogen hatte und die Plazenta meines Kindes selbstverständlich nicht „hoch infektiös" war, sagte ich in diesem Moment kein Wort mehr. Irgendwie war ich so unmittelbar nach der Geburt - erschöpft und im Hormonrausch - nicht in der Lage die Sache mit der unfreundlichen Hebamme auszudiskutieren. Warum sie mir die Berührung der Plazenta verwehrt hat, weiß ich nicht. War es Bequemlichkeit? Boshaftigkeit? Ich habe keine Ahnung. Aber ich weiß, dass diese fehlende Möglichkeit der Berührung der Plazenta und die dreiste Lüge der Hebamme letztendlich dazu führten, dass mein Interesse an der Nachgeburt geweckt wurde. Die Plazenta meiner Tochter ist – ebenso wie meine eigene Plazenta – verloren gegangen. Ich weiß aber auch, dass es ohne diese unliebsame Begebenheit im Kreißsaal dieses Buch nicht geben würde. Ungerechtigkeiten wecken in mir immer eine Art Kämpfergeist. Ich empfand es als Ungerechtigkeit, dass mir die Berührung der Plazenta meiner Tochter verwehrt wurde. Ich war traurig darüber, dass mir niemand bereits im Vorfeld gesagt hatte, wie bedeutsam und wichtig die Plazenta für meine Tochter sei.

Mein Interesse war also geweckt und ich begann, mich intensiv mit der Nachgeburt zu beschäftigen. Während meiner Ausbildung zur Doula, die ich einige Zeit nach der Geburt meiner ersten Tochter begonnen hatte, waren die Plazenta und der Umgang mit der Nachgeburt ein wichtiges Thema. Ich lernte unterschiedliche Methoden der Plazentaverarbeitung kennen und konnte diese auch bald selbst anwenden. Einige der Frauen, die ich während ihren Schwangerschaften und Geburten begleiten durfte, vertrauten mir ihre Nachgeburten an, um daraus Erinnerungsstücke und kleine Kunstwerke zu schaffen. Diesen Frauen bin ich bis heute dankbar, denn der Kontakt mit den Nachgeburten ihrer Kinder bewirkte bei mir einen gewissen Grad an Heilung. Ich fand es äußerst angenehm, die weichen Gewebe der Plazenten zu berühren, die zarten und doch so strapazierfähigen Eihäute zwischen meinen Fingern zu spüren, die Nabelschnüre, zäh und doch so beweglich, zu kleinen Schmuckstücken zu verarbeiten. Den ganz speziellen Duft in meiner Nase, der den Nachgeburten so eigen ist. Ich genoss die Arbeit mit diesen gewöhnungsbedürftigen Geweben und ich bin meinem Mann sehr dankbar dafür, dass er meine Plazentaprojekte in unserer Wohnung so wohlwollend in Kauf nahm. Heilung durfte geschehen.

Heilung geschah auch, als ich meine zweite Tochter zur Welt brachte. Ihre Geburt war ganz anders: zuhause im Kreis meiner Familie, mit meiner eigenen Hebamme, mit meiner eigenen Doula. Und auch die Plazentageburt war ganz anders. Zwar wollte ich Kind und Plazenta ursprünglich erst trennen, nachdem auch die Nachgeburt geboren war, aber nachdem die Nabelschnur auspulsiert war, empfand ich sie als äußerst unangenehm und störend und so durchtrennten mein Mann und meine ältere Tochter die Nabelschnur mit Hilfe der Hebamme. Ich weiß nicht mehr genau, wie lange es danach dauerte, bis die Plazenta geboren wurde, aber ich habe die Zeit nach der Geburt meiner Tochter als absolut stressfrei und entspannt in Erinnerung. Irgendwann nahm mein Mann unsere neugeborene Tochter an seinen nackten Oberkörper und die Hebamme half mir noch einmal auf den Gebärhocker. Dort konnte ich dann mit einem leichten Schieben nach unten die Plazenta in eine vorbereitete Schale gebären. Das Gefühl, wenn die Nachgeburt aus dem Körper gleitet, ist beinahe angenehm. Ganz leicht und weich schiebt sich das fleischige Gewebe durch den Geburtskanal und gleitet sanft heraus. Ein Stück der Plazenta nahm ich anschließend gemeinsam mit roten Fruchtsäften als Plazentacocktail zu mir. Doula und Hebamme fertigten einen gemeinsamen Plazentaabdruck an. Der Rest wurde erstmal eingefroren, damit ich später einmal Schmuckstücke daraus anfertigen würde.

Mein Interesse an der Nachgeburt wurde also durch meine eigene Geschichte, durch meine ganz persönlichen Erfahrungen geweckt. Den physischen Umgang mit den Nachgeburten anderer Frauen und mit der Plazenta meiner Tochter empfand ich als natürlich und heilsam. Als Medizinanthropologin war ich aber auch an einer theoretischen Auseinandersetzung mit der Nachgeburt interessiert und ich begann intensiv zu recherchieren und zu forschen. Bald fand ich spannende Erzählungen und Berichte, wie Menschen anderswo auf der Welt mit der Nachgeburt umgehen und wie der Umgang mit der Plazenta in der Vergangenheit auch in unseren Breitengraden mit Achtsamkeit und Respekt erfolgte. Ich begann Vorträge zum Thema zu halten und freue mich über das zunehmende Interesse an einer rituellen Verabschiedung der Plazenta.

Ich habe den Eindruck, dass ein respektvoller Umgang mit der Nachgeburt, insbesondere mit der Plazenta, etwas sehr Natürliches ist und dem Menschen quasi innewohnt. Nicht das achtlose Wegwerfen, sondern der achtsame Umgang ist das, was von Natur aus als „normal" und als „richtig" empfunden wird. Was vielen Menschen heute aber fehlt, um dieses positive Gefühl auch in die Welt tragen zu können, ist ein entsprechendes Vorbild. Was fehlt, ist das Wissen um die Bedeutung der Nachgeburt. Und das ist der Grund, warum ich dieses Buch schreibe. Ich möchte meine Liebe für die menschliche Plazenta, meinen Respekt, den ich diesem wunderbaren Organ entgegenbringe, mit der Welt teilen. Ich möchte Bewusstsein schaffen für die „Normalität" eines achtsamen Umgangs mit der Nachgeburt. Es ist nicht egal, wie wir geboren werden. Und es ist nicht egal, wie unsere Plazenten geboren und behandelt werden. Unsere Welt braucht Liebe. Viel Liebe. Und diese Liebe drückt sich auch darin aus, wie wir unsere Kinder in dieser Welt willkommen heißen. Sie drückt sich darin aus, wie wir mit den Plazenten unserer Kinder - die einmal ein Teil unserer Kinder waren - umgehen.

Mögen all unsere Kinder gesegnet sein, mögen ihre Plazenten in Demut und Dankbarkeit einen würdevollen Abschied von dieser Welt erfahren.

Dieses Buch trägt den Titel „Wurzeln des Lebens". Ich habe mich für diesen Titel entschieden, weil die Plazenta immer wieder so oder auch als Baum des Lebens bezeichnet wird. Das Aussehen der Plazenta verweist auch tatsächlich auf einen Baum. Verwurzelt in der Erde, mit einem mehr oder weniger langen Stamm und den verzweigten Ästen, die weit in den Himmel reichen, verbindet der Baum die obere und die untere Welt und hatte von daher schon immer eine besondere Bedeutung für den Menschen. Er war zu allen Zeiten ein Inspirationsquell für Mythen und die Beziehung Mensch-Baum ist eine innige und langwährende Freundschaft. Mit seinem

Laubwechsel im Verlauf des Jahreskreises ist der Baum ein Urbild für die Blüte der Jugend, die Fülle der reiferen Jahre, das Verdorren des Alters und die kahlen Äste als Symbolbild für den Tod und die Wiedergeburt, denn im nächsten Frühjahr treibt der Baum erneut und frisches Leben erblüht in Form von jungen Knospen und Trieben.

Bäume liefern uns Sauerstoff und sichern somit unser Überleben auf der Erde. Diese Aufgabe hat einst unsere Plazenta übernommen, die uns mit Sauerstoff versorgt und somit unser Überleben gesichert hat, als wir noch im Bauch unserer Mutter heranwuchsen.

Schön ist auch die Vorstellung, dass jeder Mensch vor seiner Geburt in der Gebärmutterhöhle die Silhouette eines Baumes wahrnimmt. Wie das Laubdach eines Baumes schützt die Plazenta den sich entwickelnden Fetus. Lärm und Stöße werden abgehalten. Die Äste des Plazentabaumes dienen dem ungeborenen Baby als Spielplatz, sie werden betastet und manchmal sogar abgeleckt und bei beängstigenden Geräuschen von außen kann das Baby seinen Kopf in das weiche Gewebe zwischen den Gefäßästen der Plazenta drücken. Erstaunlicherweise können sogar Kinder, die noch nie einen Baum gesehen haben, weil sie beispielsweise in einer baumfreien Gegend (wie einer Sandwüste) aufgewachsen sind, Bäume zeichnen.

Das menschliche Leben entwickelt sich im Schutz der mütterlichen Gebärmutter und ist untrennbar mit der Plazenta, der Wurzel des Lebens verbunden. Die Nabelschnur kann als Symbol für den Stamm des Baumes gedeutet werden, der die Frucht des Lebens (Kind) mit den Wurzeln verbindet. Diese Wurzeln sind die weit verzweigten Blutgefäße, die die Plazenta durchlaufen und letztendlich auf der mütterlichen Seite der Plazenta die Verbindung mit dem mütterlichen Gewebe der Gebärmutter herstellen. Diese Wurzeln sind der Ursprung unseres Seins. Ohne diese Verbindung wäre keine Entwicklung von Leben möglich. Und tatsächlich sieht die Nachgeburt, also die Plazenta mit der Nabelschnur, aus wie ein Baum, wenn man nach der Geburt einen farbigen Abdruck davon abnimmt.

Trotzdem wird die Nachgeburt beziehungsweise die Plazenta häufig mit abwertenden Worten wie „eklig“ oder „grausig“ beschrieben. Sie gilt gemeinhin – auch unter Frauen und Müttern – als etwas Abstoßendes und

Widerliches, etwas, das besser nicht zu genau unter die Lupe genommen wird.

Und so endet die Geburt in der Vorstellung der meisten Frauen dann, wenn sie endlich ihr Kind in den Armen halten können. Tatsächlich ist es aber so, dass die Geburt erst mit der Entbindung der Nachgeburt, bestehend aus Plazenta, Eihäuten und Nabelschnur, abgeschlossen ist. Beherrscht von der Freude über das Neugeborene stellt die Geburt der Plazenta ein Ereignis dar, das die meisten Frauen nur am Rande wahrnehmen. Die Plazenta wird von der Hebamme in Empfang genommen, untersucht und in den meisten Fällen danach achtlos im Krankenhausmüll entsorgt.

„Wie war die Geburt deiner Plazenta?" Diese Frage werden wohl die wenigsten Frauen beantworten müssen, weil sich für diesen Teil der Geburt scheinbar niemand mehr interessiert. Auch schwangere Frauen werden häufig nicht mit der Nachgeburt konfrontiert oder auf deren Geburt vorbereitet. Lediglich im Zusammenhang mit pathologischen Besonderheiten spielt die Plazenta während der Schwangerschaft eine Rolle - nämlich dann, wenn sie nicht so funktioniert, wie sie sollte und das Kind womöglich unterversorgt ist, es zu Lageanomalien kommt, die eine spontane Geburt unmöglich machen, oder aufgrund von Vorerkrankungen oder vorhergehenden Operationen eine mögliche vorzeitige Plazentalösung im Raum steht. Das Bild, das Frauen von ihren Plazenten haben, ist demnach nicht unbedingt ein positives. In den allermeisten Fällen erhält die Nachgeburt keine besondere Beachtung.

Doch das war nicht immer und ist nicht überall so. Viele Beispiele aus anderen Teilen der Erde zeigen uns, dass ein achtsamer und respektvoller Umgang mit diesem Organ möglich ist. Doch wozu so viel Aufsehen um ein sterbendes Stück Fleisch? Immerhin ist es die Plazenta, die unsere Kinder während der Zeit der Schwangerschaft am Leben erhält und je nach Entwicklungsstand unterschiedliche Funktionen übernimmt.

Wir beginnen unsere Reise durch die wundersame Welt der Plazenta also mit einem Blick auf die medizinischen Grundlagen der Plazentaentwicklung und deren Funktion, um ein Gespür für die besondere Bedeutung zu erlangen, die die Plazenta für die Entwicklung und Gesunderhaltung unserer

Kinder im Mutterleib hat. Sie hält das Ungeborene am Leben und stirbt selbst, wenn sie ihre Aufgabe erfüllt hat. Mit dem Übertritt des Kindes aus der geschützten Höhle der mütterlichen Gebärmutter ans Licht der Welt, verliert die Plazenta langsam ihre Existenzberechtigung. Sie wird nicht mehr gebraucht und stirbt.

Was danach mit der Plazenta geschieht ist aus anthropologischer Sicht äußerst spannend. Schon immer scheinen die Menschen ein besonderes Bedürfnis gehabt zu haben, die Plazenta speziellen Ritualen zu unterziehen. Der Umgang mit der Plazenta ist von Zeit zu Zeit und von Ort zu Ort zwar unterschiedlich, Gemeinsamkeit sind allerdings Achtsamkeit und Respekt gegenüber diesem so bedeutenden Organ. Viele ethnografische Beispiele bieten der Leserin und dem Leser einen Einblick in die bunte und vielfältige Welt der Plazentarituale.

Vieles davon lässt sich auch für uns in der heutigen Zeit umsetzen. Von der Lotusgeburt bis zur Plazentakunst gibt es viele Möglichkeiten, um einen individuell passenden Weg zu finden, um der Nachgeburt Respekt zu zollen. Auch die Auseinandersetzung mit der Plazenta als Heilmittel darf in diesem Zusammenhang nicht zu kurz kommen.

Abgerundet werden meine theoretischen Überlegungen mit Erfahrungsberichten von Müttern, die ihre Plazentageburtsgeschichten erzählen. Das sind Geschichten von Alleingeburten, Hausgeburten und Krankenhausgeburten, Geschichten von reibungslosen Plazentageburten, Lotusgeburten und schwierigen Lösungsprozessen.

Lass dich überraschen! Es wird spannend!

Die Plazenta in der Medizin

Die Plazenta ist gemeinsam mit der Nabelschnur und dem Amnion (Fruchtblase) Teil der Nachgeburt.

Die Bezeichnung Plazenta kommt übrigens von placous = Kuchen und wurde Mitte des 16. Jahrhunderts vom italienischen Anatomen Realdo Colombo in die Organlehre eingeführt.

Umgangssprachlich wird die Plazenta demnach auch als Mutterkuchen bezeichnet. Diese Bezeichnung weist einerseits darauf hin, dass das Ungeborene über die Plazenta ernährt wird, andererseits lässt die Bezeichnung Mutterkuchen aber auch den Rückschluss zu, dass es sich dabei um einen Kuchen handelt, der von der Mutter verzehrt wird.

Obwohl die Plazenta auch als *Mutter*kuchen bezeichnet wird, ist sie genetisch gesehen ein Teil des Kindes. Sie wird zum überwiegenden Teil aus dem Zellmaterial gebildet, das bei der Befruchtung von Ei- und Samenzelle entsteht und entwickelt sich aus kindlichem Gewebe zu einem vielfältigen und faszinierenden Organ.

Die Plazenta macht den größten Teil der Nachgeburt aus. Nabelschnur und Fruchtblase sind mit ihr verbunden. Daher wird oft vereinfachend von „Plazenta" gesprochen, wenn eigentlich die gesamte Nachgeburt gemeint ist.

Eine durchschnittliche Plazenta ist zum Zeitpunkt der Geburt etwa 25mm dick, 500g schwer und hat einen Durchmesser von etwa 22cm. Sie ist scheibenförmig und in der Mitte etwa drei Zentimeter dick. Zu den Rändern hin flacht sie ab. Die Zottenbäumchen, die in die Hohlräume der Gebärmutter tauchen, bilden als verzweigte, fleischige Lappen die mütterliche Seite der

Plazenta. Die fetale Oberfläche ist sehr gefäßreich, aber glatt. Membranen bedecken die fetalen Arterien und Venen, die auf die meist sehr zentral angesetzte Nabelschnur zulaufen. Obwohl das Aussehen der Plazenta in Form, Größe und auch Gewicht variieren kann, ist das Gewichtsverhältnis von Kind und Plazenta bei der Geburt meist etwa eins zu sechs.

Entwicklung der Plazenta

Plazenta und Embryo stammen beide von der befruchteten Eizelle ab. Sehr vereinfacht dargestellt, beginnt sich kurz nach der Verschmelzung von Ei- und Samenzelle, die so entstandene Zygote (= verschmolzene Ei- und Samenzelle) zu teilen. Etwa vier Tage später bildet sich - immer noch vor Einnistung in der Gebärmutter - das Keimbläschen (= Blastozyste) und innere und äußere Strukturen beginnen sich zu bilden.

Die äußeren Strukturen bilden eine Art Schutzschild und werden sich später zur Plazenta formen. Die inneren Strukturen bilden einen Zellhaufen, der sich später zum Embryo entwickelt und daher Embryoblast genannt wird.

In der Gebärmutter angekommen, nistet sich das Keimbläschen in drei Schritten in der Uterusschleimhaut ein: Anlagerung, Anheftung und Eindringen. Bei der Anlagerung orientiert sich das Keimbläschen so, dass seine innere Zellmasse nahe der Schleimhaut liegt. Die Zellen der äußeren Strukturen (= Nährblatt) bilden fingerähnliche Fortsätze, die in die mütterliche Schleimhaut eindringen und sich mit ihr verzahnen. Dabei wird der Abstand zwischen Keimbläschen und Schleimhaut immer enger und das Keimbläschen dringt schließlich zur Gänze in die Gebärmutterschleimhaut ein. Gleichzeitig bildet das innere Nährblatt ein komplexes System von Ausstülpungen. Diese Fortsätze stoßen durch das äußere Nährblatt bis zu den mit mütterlichem Blut gefüllten Hohlräumen vor. Durch die vielen Verzweigungen entsteht zwischen Fötus und Mutter eine Berührungsfläche, die größer als ein halber Tennisplatz ist.

Seitlich vom Embryoblasten auswachsende Zellen umhüllen schließlich den Fötus und vereinigen sich mit dem inneren und äußeren Nährblatt zu einer der Eihäute, dem Chorion. Dieses umgibt alle Strukturen, die sich aus dem befruchteten Ei entwickelt haben.

Nach der Einpflanzung sind die Zellen des Keimbläschens, aus denen sich Fötus und Plazenta entwickeln, völlig auf die Mutter angewiesen. Sie können nur noch existieren, indem sie ihren Bedarf an Sauerstoff, Nährstoffen, Flüssigkeit, Salzen und Hormonen aus dem mütterlichen Gewebe beziehen und die Abfallprodukte ihres Stoffwechsels an die Mutter weitergeben. Der Stoffaustausch zwischen Mutter und Kind beginnt.

Aus dem noch über die gesamte Keimblase mit nährenden Zotten versehenen Chorion entwickelt sich die Plazenta. Das Chorion wächst anfangs so schnell, dass die erste Anlage des Embryos um den 24. Tag nach der Befruchtung nur ein kleines Anhängsel innerhalb der großen Chorion-Keimblase ist. Bis zum Ende des dritten Monats zieht sich die allumfassende Zottenbedeckung auf die Scheibenplazenta zurück.

Diese ersten außerembryonalen Anhänge sind der Ort, an dem die erste Blut- und Aderbildung stattfindet. Spannenderweise bildet sich auch das rasch wachsende Herz zuerst extraembryonal. Das bedeutet, dass sich das Herz außerhalb der embryonalen Anlage entwickelt und sich oberhalb der Kopfanlage befindet. Das ist wichtig, weil das Herz in diesem frühen Stadium in erster Linie den Blutkreislauf des kleinen Dottersackes und des großen Chorions versorgt und erst dann den eigentlichen Embryo. Erst zu einem späteren Zeitpunkt der Entwicklung steigt das Herz vor dem Kind ab und wird in die entstehende Brustregion integriert.

Bis etwa zur dritten Woche nach der Befruchtung geht es also hauptsächlich um die Bildung der umhüllenden Organe, weniger um die Entwicklung des Embryos.

Bei allen Säugetieren werden sogenannte „Anhangsorgane" gebildet, die nicht in die Leibesbildung eingehen. Dies sind der Dottersack (Saccus vitellinus), die Fruchtblase (Amnion), die Wurstblase (Allantois) und die Plazenta, wobei der Dottersack und die Wurstblase beim Menschen zwar nachweisbar, aber nicht (mehr) sichtbar sind. Sie werden in der frühen Entwicklung relativ schnell überwachsen und sind später nur noch als winzige Teile in der Nabelschnur enthalten.

Sind die spannenden ersten Wochen nach der Befruchtung gemeistert und hat die Plazenta ihre Arbeit erst einmal aufgenommen, versorgt sie das Ungeborene bis zur Geburt und darüber hinaus mit allem, was dieses zum Überleben und Wachsen braucht.

Funktionen der Plazenta

Aushilfsprinzip

Die Plazenta übernimmt Funktionen, die der embryonale Körper noch nicht leisten kann, die für dessen Entwicklung und Überleben aber essenziell sind. So übernimmt die Plazenta

die Aufgabe der Lunge (Atmung),

der Nieren (Ausscheidung),

der Leber (Eiweißaufbau),

der Hormondrüsen (inkretorische Regulationen),

der Wärmebildung

und des Verdauungssystems/Nahrungsaufnahme des Kindes und speichert Vitamine.

Sie fungiert also als „kindliches Organ außerhalb des Körpers". Erst wenn der kindliche Körper die entsprechenden Funktionen übernehmen kann, stellt die Plazenta ihre diesbezüglichen Tätigkeiten ein.

Immunsystembooster

Eine andere Aufgabe der Plazenta besteht darin, gegen Ende der Schwangerschaft den kindlichen Organismus mit mütterlichen Abwehrkörpern zu versorgen, um dem Neugeborenen solange Schutz gegen Infektionen zu bieten, bis sein eigenes Immunsystem zu arbeiten beginnt. Hatte eine Frau im Laufe ihres Lebens beispielsweise einmal die Masern, werden die entsprechenden Antikörper an das Ungeborene weitergegeben und bieten das ganze erste Lebensjahr Schutz vor dieser Krankheit. Eine Impfung der Mutter gegen Masern hat diese Wirkung nicht.

Beeinflussung des mütterlichen Organismus

Die Plazenta reguliert auch diverse Funktionen des mütterlichen Körpers, indem sie Hormone produziert, die den mütterlichen Organismus beeinflussen. Das ist besonders spannend, weil sich Plazenta und mütterliches Gewebe eigentlich gegenseitig immunologisch abstoßen müssten. Die Plazenta enthält nämlich durch den Erbanteil des Vaters gänzlich anderes genetisches Material als der mütterliche Organismus.

Wie diese Immuntoleranz über den doch recht langen Zeitraum von neun Monaten aufrechterhalten werden kann, liegt Großteils noch im Dunkeln, erste Ansätze bietet die Molekulargenetik. Es konnte beobachtet werden, dass während der Schwangerschaft zahlreiche Substanzen den mütterlichen Organismus fluten, die die Tätigkeit der mütterlichen Lymphozyten unterdrücken, die bei der Abstoßung fremden Gewebes eine wichtige Rolle spielen.

Bereits in einem sehr frühen Stadium der Schwangerschaft wird hormonell regulierend in den mütterlichen Organismus eingegriffen. So wird eine Abstoßung des Keimbläschens durch den mütterlichen Organismus verhindert. Später hilft die Plazenta durch die Bereitstellung entsprechender Hormone (Progesteron) beim Aufrechterhalten der Schwangerschaft.

Plazentahormone bewirken gegen Ende der Schwangerschaft das Einsetzen der Laktation im Körper der Frau. So sorgt die Plazenta dafür, dass das Baby auch noch nach der Geburt gut versorgt ist.

Man vermutet, dass es auch die Hormone aus der Plazenta sind, die dem mütterlichen Organismus das Startsignal zur Geburt geben.

Ein wahrer Alleskönner

Was die Plazenta nicht hat, ist ein eigenes Nervensystem oder eine Anbindung an das Zentralnervensystem des Fötus. Es wird vermutet, dass die Plazenta an den Blutgefäßen über vegetative Nerven verfügt, wissenschaftlich erwiesen ist das jedoch bis jetzt nicht. Die Hauptregulationen der Plazenta geschehen jedenfalls hormonell und nicht neural. Das ist deshalb von Bedeutung, weil das einen Unterschied im Zeitmuster bedeutet. Neurale Reizleitungen geschehen in Bruchteilen von Sekunden, hormonale Wirkungen vollziehen sich im Minutenbereich, also wesentlich langsamer, ruhiger.

Viel Abstimmung innerhalb der Plazenta ist auch gar nicht nötig, da alle Teile universell bleiben, d.h. anders als beim Embryo, der sich arbeitsteilig auseinanderdifferenziert, kann jeder Teil der Plazenta sämtliche Aufgaben übernehmen, jede Stelle kann alles.

Ganz im eigenen Rhythmus

Unabhängig vom mütterlichen oder kindlichen Herzschlag, produziert die Plazenta ihren ganz eigenen Rhythmus. Das passiert durch das Kapillarsystem der Plazenta. Die Endzotten dieser Kapillaren strecken und verkürzen sich um jeweils das Doppelte beziehungsweise die Hälfte. Dabei tauchen sie in das mütterliche Blut ein, um alle lebenswichtigen Nährstoffe daraus aufnehmen zu können und gleichzeitig Schlacken abzugeben. Dieser kapillare Rhythmus sorgt dafür, dass sowohl zum kindlichen als auch zum mütterlichen Herzen hin der notwendige Druck aufgebaut werden kann, um den Rückfluss gewährleisten zu können. Durch dieses klug durchdachte System werden sogar noch nach der Geburt des Kindes etwa 100 bis 150ml Blut von der Plazenta dem Kind zugeführt. Selbst wenn sich die Plazenta relativ rasch nach der Geburt des Kindes löst und geboren wird, ist dieser Puls in der Nabelschnur immer noch fühlbar. Das Kind wird weiterhin über die Plazenta versorgt.

Verbindung und Barriere

Die Plazenta stellt neben den vielfältigen bereits beschriebenen Funktionen eine Verbindung zum mütterlichen Organismus dar, dient gleichzeitig aber auch als Barriere zwischen Mutter und Kind und verhindert so - zumindest teilweise - ein Übertreten von für das Kind schädlichen Stoffen von der Mutter auf das Ungeborene. Die Trennung wird ausschließlich von Seiten des Kindes hergestellt, da das mütterliche Blut seine Gefäße verlässt und uneingeschränkt dem Kind zur Verfügung steht, indem sie die Zotten/Villen der Plazenta umspülen. Alle Stoffe, die ausgetauscht werden, müssen diese Grenze überschreiten. Die Plazenta ist für den Fötus der einzige Lieferant lebensnotwendiger Substanzen und der einzige Weg, auf dem er Abfallprodukte loswerden kann.

Neben den lebensnotwendigen Nährstoffen wird das Ungeborene über die Nabelschnur aber auch mit weniger nützlichen Substanzen „versorgt". Die dünne Membran, die zwischen dem kindlichen und dem mütterlichen Kreislauf liegt, ist beispielsweise durchgängig für Alkohol, Medikamente und diverse Schadstoffe. Es kann davon ausgegangen werden, dass alle Substanzen, denen die werdende Mutter auf die eine oder andere Art ausgesetzt ist, auch zum Baby gelangen. Im Nabelschnurblut von Babys konnten bis zu 232 Chemikalien nachgewiesen werden. Diese erschreckend hohe Zahl klingt leider plausibel, wenn wir uns die Umwelt- und Luftverschmutzung vor Augen führen, der wir alle mehr oder weniger stark ausgesetzt sind. Auch über unsere Ernährung nehmen wir leider viel zu viele für uns giftige Substanzen auf. Nahrungsmittel aus konventionellem Anbau sind stark mit Pestiziden belastet. Diese Pestizide gelangen über die Nabelschnur auch in den kindlichen Organismus und können dessen Entwicklung massiv stören.

Und wie ist das bei Zwillingen?

Wir alle wissen ja, wie es funktioniert. Das mit der Befruchtung. Reife Eizelle wird von Spermium befruchtet, die Zellteilung beginnt und das neue Leben entsteht. In den allermeisten Fällen ist das Endergebnis EIN gesundes Baby. Durch die Launen der Natur (und in letzter Zeit häufig durch das Eingreifen von FertilitätsspezialistInnen) kommt es gehäuft zu Mehrlingsschwangerschaften. Die am häufigsten vorkommende Form von Mehrlingsschwangerschaften ist die der Zwillinge. Etwa 98% aller Mehrlingsschwangerschaften sind Zwillinge.

Bei doppeltem Glück kann es ganz schön eng werden in Mamas Bauch. Prinzipiell ist der Körper der Frau aber auch dieser Herausforderung gewachsen. Trotzdem wird eine Zwillingsschwangerschaft vermutlich engmaschiger und intensiver überwacht als eine Schwangerschaft mit nur einem Kind. Ob Komplikationen erwartet werden oder nicht, hängt vor allem auch davon ab, ob sich die Zwillinge eine Plazenta teilen oder ob jedes Kind durch eine eigene Plazenta versorgt wird.

Sind die Zwillinge zweieiig (dizygotisch), was bei 70% aller Zwillingsschwangerschaften der Fall ist, haben diese immer auch zwei Plazenten. Es kann vorkommen, dass diese Plazenten zu einem Organ verschmelzen.

Zweieiige Zwillinge stammen aus zwei verschiedenen Eizellen, die durch zwei verschiedene Spermien befruchtet wurden. Im Grunde genommen handelt es sich dabei genetisch gesehen um „normale" Geschwister. Daher kann das Zwillingspärchen auch gegengeschlechtlich sein. Ein Junge und ein Mädchen sind bei zweieiigen Zwillingen keine Seltenheit.

In 30% der Fälle sind die Zwillinge eineiig (monozygotisch). Das bedeutet, dass eine Eizelle von einer Samenzelle befruchtet wurde. Je nach Stadium, in dem es dann zur Teilung des Embryoblasten kommt, können drei unterschiedliche Varianten entstehen, wie sich die Zwillinge Plazenta und Fruchtblase teilen:

1. Bis zum dritten Tag nach der Befruchtung: Jeder Zwilling hat seine eigene Plazenta, seine eigene Fruchthöhle und ist von zwei Eihäuten (Amnion und Chorion) umgeben. Im Fachjargon wird von einer dichorialen-diamioten Zwillingsschwangerschaft gesprochen.

2. Erfolgt die Teilung zwischen dem 3. und 7. Tag nach der Befruchtung, teilen sich die Kinder zwar eine Plazenta und dasselbe Chorion, jedes Kind hat jedoch seine eigene Fruchthöhle, die durch den Amnion des jeweiligen Kindes gebildet wird. Man spricht von einer monochorialen-diamnioten Zwillingsschwangerschaft.

3. Wenn die Trennung zwischen dem 9. und 12. Tag nach der Befruchtung erfolgt, teilen sich die Zwillinge sowohl eine Plazenta, als auch eine Fruchthöhle (bestehend aus Amnion und Chorion). Es gibt keine Trennwand durch Eihäute zwischen den Kindern, daher spricht man von einer monochorialen-monoamnioten Zwillingsschwangerschaft.

Etwa zwei Drittel der eineiigen Zwillinge teilen sich eine gemeinsame Plazenta. Monochorial-monoamniotische Plazenten sind allerdings nur sehr selten und treten bei etwa 1-3 Prozent aller Zwillingsschwangerschaften auf.

Ob sich die Kinder eine Plazenta und eine Fruchthöhle teilen, oder ob jedes Kind seine eigene Plazenta und seine eigene Fruchthöhle hat, ist für den Verlauf von Schwangerschaft und Geburt von Bedeutung. Teilen sich die Zwillinge eine Plazenta, kann es unter Umständen zu einem Ungleichgewicht in der Versorgung der Kinder kommen. Wachstumsunterschiede bis hin zur Unterversorgung können auftreten. Kommt es durch eine gemeinsame Plazenta, aber zwei getrennte Fruchthöhlen zu einem einseitigen Blutaustausch (ein Kind gibt Blut ab, das andere nimmt es auf), spricht man vom sogenannten fetofetalen Transfusionssyndrom (FFTS), das unbehandelt zum Tod der Föten führen kann.

Mittels Ultraschall zwischen der neunten und zwölften Schwangerschaftswoche (manchmal auch schon früher), kann festgestellt werden, ob die Kinder durch eine oder zwei Plazenten versorgt werden.

Durch den Einsatz von Hormonbehandlungen und künstlicher Befruchtung kommt es in den letzten Jahren gehäuft zu Mehrlingsschwangerschaften. Deren Entwicklungsprozess hinsichtlich Plazenta und Fruchthöhle entspricht dem von Zwillingen. Natürliche Geburten von mehr als zwei Kindern sind allerdings äußerst selten, da es häufig zu Komplikationen und Frühgeburten kommt, die eine medizinische Versorgung notwendig machen.

Eine natürliche Geburt von Zwillingen ist meist problemlos möglich. In den allermeisten Fällen lösen sich die Plazenten erst, wenn beide Babys geboren wurden.

Plazentapathologien

Die Plazenta ist ein ganz wunderbares Organ, das unsere Kinder im Bauch versorgt und am Leben erhält. Meist funktioniert das über den gesamten Zeitraum der Schwangerschaft ganz ausgezeichnet. Hin und wieder kann es jedoch auch zu Anomalien kommen.

Placenta praevia

Geht es um den Sitz der Plazenta in der Gebärmutter, so ist die Placenta praevia wohl der „worst case". In diesem Fall liegt die Plazenta teilweise oder ganz über dem inneren Muttermund. Das kommt zwar nicht sehr häufig vor, ist aber ein absoluter Indikator für einen Kaiserschnitt. Andernfalls kann es unter der Geburt zu einer lebensbedrohlichen Situation für Mutter und Kind kommen, da der sich öffnende Muttermund einen Teil der anhaftenden Plazentazotten abreißt und von der Versorgung abtrennt. Eine Blutung tritt auf und die Versorgung des Kindes kann nicht mehr gewährleistet werden.

Eine Placenta Praevia ist aber nicht zu verwechseln mit einem tiefen Sitz der Plazenta, bei dem der Muttermund teilweise und vorübergehend vom Rand der Plazenta erfasst wird. Das ist vor allem am Beginn der Schwangerschaft möglich, stellt aber meist keine Gefahr für Mutter und Kind dar, weil durch das Gebärmutterwachstum im Laufe der Schwangerschaft die Plazenta ihre Lage verändert. Sie wandert quasi weiter nach oben und vom Muttermund weg. Mit der Fantasiereise am Ende des Kapitels kannst du diesen Prozess unterstützen.

Infektionen

Eine bakterielle Entzündung der Plazenta erfolgt meist vaginal bei vorzeitigem Blasensprung, selten findet die Übertragung auch über das Blut statt. Das kann zum Beispiel bei der Geschlechtskrankheit Syphilis der Fall sein. Achtung: Nicht jeder vorzeitige Blasensprung führt zu einer Infektion! Im klinischen Kontext wird hier häufig vorsorglich ein Antibiotikum verschrieben beziehungsweise die Geburt frühzeitig eingeleitet, wenn nach einer gewissen Zeit keine natürlichen Wehen einsetzen. Ein natürlicher Geburtsbeginn kann aber abgewartet werden, wenn das Infektionsrisiko im Auge behalten wird. Das bedeutet, dass die werdende Mutter regelmäßig ihre Temperatur überprüft, um eine mögliche Infektion rechtzeitig erkennen zu können. Außerdem wird auf vaginale Untersuchungen möglichst verzichtet, um keine Bakterien in die Vagina einzubringen, die dann aufsteigen und eine Infektion auslösen könnten.

Plazentainsuffizienz

Wenn die Plazenta während der Schwangerschaft nicht ausreichend durchblutet wird und der Austausch zwischen Plazenta und Fetus gestört ist, spricht man von einer Plazentainsuffizienz. Man unterscheidet eine akute Form, die das Kind ernsthaft gefährdet, und eine chronische Insuffizienz, die zu einem verminderten kindlichen Wachstum führt. Um eine Plazentainsuffizienz therapieren zu können, muss die zugrundeliegende Krankheit behandelt werden. Die Ursachen sind vielfältig und reichen von Eklampsie über Vena-cava-Kompressionssyndrom (akute Insuffizienz) bis hin zu Infektionen, Schwangerschaftshypertonie, Diabetes mellitus und Niereninsuffizienz der Mutter (chronische Insuffizienz). Auch Rauchen scheint die Entwicklung einer Plazentainsuffizienz zu begünstigen.

Formanomalien

Die sogenannte Plazenta velamentosa ist eine Ansatzanomalie der Nabelschnur. Dabei setzt die Nabelschnur nicht an der Plazenta selbst an, sondern an den Eihäuten. Dadurch kann es zu einer mangelhaften Entwicklung des Kindes und zu intrauterinen Blutungen kommen.

Auch die Form der Plazenta selbst kann von der üblichen Scheibenform abweichen. Eine zweiteile Plazenta, eine oder mehrere Nebenplazenten oder auch eine ringförmige Plazenta sind mögliche Varianten.

Die Hebamme Robin Lim sieht einen Zusammenhang zwischen dem Konsum gentechnisch veränderter Nahrungsmittel und der Zunahme von krankhaften Veränderungen der Plazenta. Vor allem Nabelschnüre, die sich in den Eihäuten (und nicht in der Plazenta) festsetzen, scheinen vermehrt und auffallend häufig aufzutreten. Neben anderen Formanomalien konnte sie außerdem beobachten, dass viele Nabelschnüre auffallend kurz sind.

Verkalkung

Mit Verkalkung ist keine Anomalie im eigentlichen Sinne gemeint, sondern der Umstand, dass die Plazenta so etwas wie ein „Ablaufdatum" hat. Manchmal wird beim Ultraschall festgestellt, dass die Plazenta bereits verkalkt ist. Dabei handelt es sich um eine Alterungserscheinung. Daher kann es passieren, dass die Plazenta der Herausforderung der Versorgung des Kindes irgendwann nicht mehr ausreichend gewachsen ist. Eine leichte Verkalkung ist aber kein Grund zur Beunruhigung. Erst wenn eine Unterversorgung des Kindes im Raum steht (beispielsweise durch ein verzögertes Wachstum), werden Maßnahmen ergriffen. Lässt das Baby auf sich warten und ignoriert den errechneten Geburtstermin, wird die Funktion der Plazenta in der Regel ebenfalls mittels Ultraschall überprüft. Gegen Ende der Schwangerschaft findet altersbedingt eine gewisse natürliche Verkalkung statt, beschleunigt wird der Alterungsprozess der Plazenta beispielsweise bei Durchblutungsstörungen, die durch Rauchen während der Schwangerschaft ausgelöst werden können. Der Alterungsprozess der Plazenta gegen Ende der Schwangerschaft ist physiologisch bedingt und stellt grundsätzlich keine Gefahr dar. Ganz im Gegenteil: Die alternde Plazenta gibt notwendige Impulse, um die Geburt in Gang zu setzen.

Frühzeitige Plazentalösung/Blutungen

Tritt während der Schwangerschaft - egal zu welchem Zeitpunkt und unabhängig vom Auftreten von Wehen - eine starke hellrote Blutung auf, die periodenähnlich oder sogar stärker ist und eventuell von Blutklumpen begleitet wird, dann ist das fast immer ein Zeichen für eine frühzeitige Plazentalösung. Ingeborg Stadelmann rät in „Die Hebammen-Sprechstunde" in einem solchen Fall daher auch dringend, ein Krankenhaus aufzusuchen. Weitere Anzeichen für eine vorzeitige Lösung der Plazenta sind starke Blässe, Angstzustände und Schmerzen im Bauchraum. Die Ursachen für eine frühzeitige Plazentalösung sind noch weitgehend unklar. Löst sich die Plazenta bevor das Kind geboren wurde, bedeutet das eine gefährliche Unterversorgung des Kindes. Aber auch diese geburtshilfliche Notfallsituation tritt nur äußerst selten auf und sollte für werdende Mütter kein Grund zur Beunruhigung sein.

Plazentalösungsstörungen

In der Nachgeburtsphase dreht sich alles um die Geburt der Plazenta. Jede Geburt ist einzigartig und so ist auch diese Phase der Geburt sehr individuell. Es kann unterschiedlich lange dauern, bis sich die Plazenta durch das Zusammenziehen der Gebärmutter von dieser löst und geboren wird. Hin und wieder kommt es in dieser Phase der Geburt zu Anomalien, zu sogenannten Plazentalösungsstörungen. Das bedeutet, dass die Plazenta nicht in der von der Fachwelt dafür vorgesehenen Zeit geboren wird und/oder Blutungen auftreten. Wird nämlich in den natürlichen Lösungsprozess frühzeitig eingegriffen (beispielsweise durch starken Zug an der Nabelschnur und/oder Druck auf den Bauch der Mutter), kann das empfindliche System gestört werden und unerwünscht starke Blutungen treten auf, weil die Plazenta sich (noch) nicht vollständig von der Gebärmutterwand gelöst hat. Sehr selten kommt es auch ohne äußerliche Einflüsse zu behandlungsbedürftigen Nachblutungen (Atonien). Der Einsatz homöopathischer Heilmittel durch eine erfahrene Hebamme kann diesen gefürchteten Blutungen entgegenwirken.

Um eine verzögerte Plazentalösung mit natürlichen Mitteln zu unterstützen, empfiehlt Ingeborg Stadelmann die Anwendung eines Uterustonikums (bestehend aus Eisenkraut, Nelke, Ingwer und Zimt) in Form einer sanften Massage.

Nabelschnurvorfall

Obwohl der Nabelschnurvorfall als gefährliche Bedrohung wahrgenommen wird und nach wie vor allen Schwangeren, die zuhause einen Blasensprung haben, geraten wird, sich von der Rettung abholen und liegend transportieren zu lassen (damit die Nabelschnur nicht vor fällt!), kommt er in der Realität nur äußerst selten vor. Etwa 0,3 Prozent der Schwangeren sind davon betroffen. Kommt es zu einem Nabelschnurvorfall, kann tatsächlich von einer geburtshilflichen Notfallsituation gesprochen werden, denn die Sauerstoffversorgung des ungeborenen Kindes kann gefährdet sein. Fällt die Nabelschnur vor, so wird sie zwischen dem Becken der Mutter und dem Körper des Kindes eingeklemmt. Voraussetzung dafür, dass diese Situation überhaupt eintreten kann, ist ein vorzeitiger Blasensprung bei dem das Köpfchen des Kindes noch nicht mit dem Becken der Mutter in Kontakt ist. Dann kann es passieren, dass ein Teil der Nabelschnur mit dem Fruchtwasser mitgespült wird und in der Scheide zu ertasten ist. Eine erste Maßnahme ist dann die Einnahme einer vornübergebeugten Haltung. Am besten kniet sich die Schwangere hin, legt die Arme am Boden ab und streckt das Becken in die Höhe. Manuell kann dann der Kopf (oder das Gesäß) des Ungeborenen mit leichtem Druck nach oben geschoben werden.

Bei interventionslosen (Haus- oder Geburtshaus-) Geburten wird es normalerweise nicht zu einem Nabelschnurvorfall kommen. Dies geschieht überwiegend in Zusammenhang mit diversen Eingriffen wie beispielsweise dem künstlichen Sprengen der Fruchtblase.

Selbst ist die Frau

Solltest du besondere Angst vor einem der oben genannten Szenarien haben, dann ist jetzt die Zeit gekommen, um sich mit deinen Ängsten auseinander zu setzen. Unsere Ängste wollen uns immer auf etwas hinweisen. Verdränge sie nicht. Konfrontiere dich mit deiner Angst. Benenne sie. Schau ihr in die Augen. Und sie wird ihren Schrecken verlieren.

Ich finde es diesbezüglich sehr hilfreich, mit positiven Affirmationen zu arbeiten. Nachdem du gut in dich hineingehört hast und dich mit deinen Ängsten auseinandergesetzt hast, formuliere genau das Gegenteil, also eine positive Affirmation. Sei dabei so konkret wie möglich und vermeide Nicht-Sätze. Formuliere positiv und so, als wäre der Zustand bereits eingetreten, also in der Gegenwartsform. Wenn du beispielsweise Angst vor einer Frühgeburt hast, könntest du in etwa so formulieren: Mein Körper trägt, nährt und behütet dieses Baby bis zum errechneten Geburtstermin. Die Plazenta versorgt mein Baby bis es stark genug und bereit ist, auf die Welt zu kommen.

Schreibe deine ganz persönliche Affirmation auf eine hübsche Karte oder gestalte ein Bild, wenn du Lust dazu verspürst. Wichtig ist, dass du deine Affirmation so in deinem Umfeld oder deiner Wohnung platzierst, dass du sie möglichst oft siehst. Der Kühlschrank, ein Spiegel oder auch die Toilette eignen sich dafür besonders gut. Wähle einen Ort, den du täglich möglichst oft aufsuchst. So wirst du immer wieder an deine Affirmation erinnert. Wiederhole sie täglich mehrmals. Sei dabei bewusst und konzentriert.

Die Bindungsanalyse[1] wäre ein weiterer möglicher Weg, um sich mit dem Baby und dem Körperinneren in Verbindung zu setzen. Aber auch die Arbeit mit Klang- und Fantasiereisen hat sich als hilfreich in der Kommunikation mit dem eigenen Körper erwiesen. Die von mir entwickelte Fantasiereise, soll dich an den Ort des Geschehens führen und dich in die Lage versetzen, aktiv mit deinem Körper zu arbeiten und Wohlergehen und Heilung zu unterstützen. Vielleicht kannst du bereits nach der ersten Anwendung eine positive Veränderung feststellen, aber prinzipiell ist es sinnvoll, die entsprechende Fantasiereise öfter zu wiederholen, um den Prozess bestmöglich zu unterstützen. Solltest du dich unwohl fühlen oder sich etwas für dich nicht stimmig anfühlen, dann achte auf diese Empfindungen und brich die Reise ab. Du bist in der Selbstverantwortung und entscheidest, was gut für dich und dein Baby ist.

Gerne kannst du die Fantasiereise auch so verändern, ergänzen oder überarbeiten, dass du dich bestmöglich angesprochen und gut aufgehoben fühlst. Je nach Sorge – ob begründet oder nicht – kannst du Elemente aus der Fantasiereise wegstreichen oder auch vertiefen. Eine Reise ins Innere deines Körpers, in deine Gebärmutter, zu deinem Baby und zur Plazenta kann in jedem Fall deine Beziehung zu deinem Körper stärken. Mit dieser Art der Kontaktaufnahme kannst du selbst für dich und dein Baby sorgen und euer Wohlbefinden steigern. Mit dieser ganz besonderen Form der Aufmerksamkeit unterstützt und stärkst du deine Gebärmutter und die Plazenta.

---

[1] Bei der Bindungsanalyse handelt es sich um ein psychoanalytisch orientiertes Konzept zur Förderung der vorgeburtlichen Bindung zwischen Mutter und Kind. Siehe dazu auch den Erfahrungsbericht von Karina Bartholich („Plazentagespräche").

Wähle einen ruhigen Ort, an dem du dich wohlfühlst und sorge dafür, dass du ungestört bist. Schaffe dir eine angenehme Atmosphäre indem du beispielsweise eine Kerze entzündest oder mit ätherischen Ölen einen angenehmen Duft erzeugst. Entspannende Hintergrundmusik oder das Anschlagen von Klangschalen können ebenfalls sehr hilfreich sein. Bitte entweder eine dir vertraute Person, die Fantasiereise vorzulesen (nicht zu schnell!) oder sprich sie vorab (nicht zu schnell!) selbst auf ein Aufnahmegerät oder dein Handy und spiele den Text dann ab. Setze oder lege dich entspannt hin und schließe deine Augen. Atme einige Male tief aus und ein. Lass dich ein auf die Reise.

Fantasiereise: Ein Ort des Friedens und der Gesundheit

Achte auf deinen Atem, ohne ihn zu beeinflussen. Der Atem strömt in deinen Körper und verlässt ihn wieder. Immer und immer wieder. Spüre, wie du schwerer und schwerer wirst, dein Körper in den Boden sinkt. Du bist ganz entspannt. Absolut entspannt. Gehe nun mit deiner Aufmerksamkeit in deinen Körper hinein. Lass dich von deinem Atem führen. Lass vor dir das Bild deiner Gebärmutter erscheinen. Eine feuchte, weiche und warme Höhle. Dein Baby schwimmt geborgen und sicher in seiner Fruchtblase. Du kannst dein Kind grüßen, wenn du magst. Vielleicht möchte es dir auch etwas sagen? Nimm dir Zeit .Verweile bei diesem Anblick und nimm wahr, welche Gefühle in dir aufsteigen. Schau dir dein Kind genau an. Wie liegt es in deiner Gebärmutter? Wo ist sein Bauch? Findest du den Nabelschnuransatz? Schau dir die Nabelschnur deines Kindes an und verfolge ihren Verlauf bis zur Plazenta. Schau dir auch die Plazenta an! Schau dir an, wie wunderschön sie ist! Die Blutbahnen der Nabelschnur verzweigen sich auf der seidig weichen Plazenta. Du siehst, wie sie lebt, wie sie beständig arbeitet und dein Kind versorgt. Schau nun auf die Rückseite der Plazenta. Hier ist sie durch die Plazentazotten mit deiner Gebärmutter verbunden. Auch diese Zotten leben und bewegen sich. Beobachte dieses Spiel.

Die Verbindung zwischen Plazentazotten und Gebärmutter ermöglicht Stabilität. Die Plazenta ist stark und gleichzeitig ganz durchlässig. Sie ermöglicht den Transport von Sauerstoff und Nährstoffen zu deinem Kind.

Alles ist weich und darf fließen. Die Verbindung zwischen Plazenta und Kind ist stark. Austausch ist möglich. Die Nabelschnur transportiert alle wichtigen Stoffe zum Kind und transportiert alles Überflüssige wieder vom Kind weg. Eine einzigartige und wunderbare Symbiose. Alles ist offen und darf leicht fließen.

Wenn du magst, kannst du die Plazentazotten nun bitten, ihre Lage zu verändern und an der Gebärmutterwand weiter nach oben, weg vom Muttermund zu wandern. Schau zu, wie die Zotten sich wie kleine Fangarme im Fleisch der Gebärmutter festhalten und weiterklettern. Sie bewegen sich, klettern und schieben sich nach oben. Die Plazenta verändert ihre Lage. Beobachte dieses Geschehen, solange du magst.

Du kannst die Plazenta auch fragen, wie es ihr geht? Was braucht sie, um gut arbeiten zu können? Höre in die Stille und lausche ihrer Antwort.

Bedanke dich bei der Plazenta für ihre wertvolle Arbeit. Sag ihr, dass sie sicher und geborgen ist. Sag ihr, dass du sie wertschätzt und darum bittest, dein Kind auch weiterhin mit allem zu versorgen, was dieses für seine Entwicklung und sein Wohlergehen braucht. Du hast eine starke und gesunde Plazenta, die ihre Aufgabe ernst nimmt und solange ihr Bestes für dein Kind gibt, bis dieses sicher geboren wurde. Schick all deine Liebe zu diesem wunderbaren Ort in deinem Inneren.

Der Ort deiner Gebärmutter ist ein guter Ort. Ein Ort des Friedens und der Gesundheit. Du siehst, dass alles gut ist und alles zu deinem Besten geschieht. Visualisiere nun, wie reines, klares Wasser diese Einheit von Plazenta und Baby in deiner Gebärmutter umspült. Alles wird gereinigt. Das kristallklare Wasser wäscht alle unerwünschten Dinge, aber auch unerwünschte emotionale Belastungen fort. Absolut klare Reinheit. Unberührtheit. Lasse so lange das Wasser der Reinigung durch deine Gebärmutter fließen, bis du das Gefühl hast, dass es genug ist. Genieße den Anblick deiner gereinigten Gebärmutter. Nimm das glitzernde Strahlen wahr, das von deinem Kind, der Plazenta und deiner ganzen Gebärmutter ausgeht. Visualisiere nun einen Schutzmantel, der sich um diese Einheit legt. Weich und gleichzeitig stark liegt dieser Schutz um deine Gebärmutter, umhüllt dein Baby und seine Plazenta. Keine störenden oder schädigenden Einflüsse von außen können diesen Schutzmantel durchdringen. Alles was nicht gebraucht wird, wird ausgespült und abgeleitet. Deine Plazenta und dein Baby sind sicher und geschützt in deiner Gebärmutter. Sicher und geschützt.

Verabschiede dich von der Plazenta und auch von deinem Kind. Und komm dann mit deiner Aufmerksamkeit langsam wieder zurück. Achte auf deinen Atem. Komm mit einem kräftigen Ausatmen mit deiner Aufmerksamkeit zurück aus deinem Körper. Spüre wieder, wie du den Boden berührst. Bewege langsam deine Zehenspitzen und Finger. Streck dich. Komm zurück ins Hier und Jetzt.

Lass dir noch genügend Zeit zum Nachspüren. Du kannst dann deine Gedanken, Gefühle oder auch Informationen, die du vielleicht erhalten hast, niederschreiben. Oder zeichne ein Bild. Lass die Reise in dir wirken.

Du kannst die Fantasiereise jederzeit wiederholen. Wahrscheinlich wird dir die Kontaktaufnahme von Mal zu Mal leichter fallen.

Die Nabelschnur

Eine besondere Bedeutung kommt der Nabelschnur zu. Sie ist ein Teil der Nachgeburt und verbindet das Ungeborene durch eine Öffnung im Bauch mit der Plazenta. Die Nabelschnur eines ausgewachsenen, reifen Babys hat eine durchschnittliche Länge von etwa 50-60 cm und einen Durchmesser von ungefähr 1-2 cm. Nach oben und unten ist aber großer Spielraum. Je mehr sich das Baby im Mutterleib bewegt, desto länger wird die Nabelschnur, weil diese durch die Kindsbewegungen und dem damit verbundenen Zug zum Wachstum angeregt wird.

Die Nabelschnur ist spiralförmig gedreht und besteht aus drei Blutgefäßen, die mit einer gelatineartigen Substanz umgeben sind, die Whartonsche Sulze genannt wird. Diese Substanz dient als Schutz für die Blutgefäße im Inneren der Nabelschnur, da sie Druck und Stauchungen puffert. Die so geschützten Blutgefäße versorgen das Ungeborene mit Sauerstoff und Nährstoffen. Eine Vene transportiert dabei frisches Blut mit Sauerstoff und Nährstoffen von der Mutter zum Baby, die beiden Arterien sorgen für den Abtransport des sauerstoffarmen Blutes. Gleichzeitig werden kindliche Abfallprodukte über die Plazenta an den mütterlichen Blutkreislauf zurückgegeben.

Neben der Plazenta und dem eigenen Körper stellt die Nabelschnur das einzige vorgeburtliche „Spielzeug“ dar, das dem Ungeborenen zur Verfügung steht. Bereits im Mutterleib sind die Kleinen sehr neugierig und entdecken ihre Umgebung. So wird die Nabelschnur häufig berührt, gedrückt oder gezogen und manchmal wohl sogar belutscht.

Für die werdenden Eltern ist die Nabelschnur während der Schwangerschaft meist kein großes Thema, wenn sie ihre Dienste ordnungsgemäß verrichtet. Lediglich in Hinblick auf die bevorstehende Geburt, rückt die Nabelschnur vielleicht ins Zentrum des Interesses, weil immer wieder „Horrorgeschichten" verbreitet werden, in denen es zu Geburtskomplikationen kam, weil die Nabelschnur um den Hals des Kindes gewickelt war. Auch als nachträgliche Erklärung für vorschnell durchgeführte Kaiserschnitte muss die Nabelschnur immer wieder herhalten: „Das Kind hatte die Nabelschnur um den Hals! Wie gut, dass wir operiert haben!" Die frisch operierte Mutter ist zufrieden, weil sie nun einen „guten Grund" für die Sectio geliefert bekam. Doch stimmt das tatsächlich? Wie gefährlich ist eine Nabelschnurumschlingung wirklich? Blickt man den Tatsachen ins Auge, dann werden zwei von drei Kindern mit der Nabelschnur um den Hals geboren. Hin und wieder kommt es sogar zu mehrfachen Umschlingungen und trotzdem kann der Großteil all dieser Kinder komplikationslos geboren werden. Was auf den ersten Blick so gefährlich erscheint, ist bei genauerer Betrachtung nämlich gar nicht so schlimm, weil die Blutgefäße der Nabelschnur - wie bereits erwähnt - durch die Whatronsche Sulze gut geschützt sind. Das bedeutet, dass eine Versorgung des Kindes auch dann noch gewährleistet ist, wenn die Nabelschnur kurzzeitigem Druck ausgesetzt ist. Das Baby selbst kann durch die um den Hals liegende Nabelschnur auch nicht stranguliert werden, weil es noch nicht durch Mund und Nase atmet, sondern für die Sauerstoffversorgung lediglich die Nabelschnur braucht, die ihre Dienste auch bei Umschlingung oder sogar Verknotung leistet. Eine Nabelschnurumschlingung bedeutet darum für das Baby weder während der Schwangerschaft noch unter der Geburt eine grundlegende Gefahr. Lediglich bei sehr kurzer Nabelschnur kann es zu einer kurzzeitigen Unterversorgung kommen, die sich jedoch wieder legt, wenn die Nabelschnur nach der Geburt des Köpfchens abgewickelt wird und die Möglichkeit des Auspulsierens besteht. Eine kurze Nabelschnur ist kein Grund, der gegen eine natürliche Vaginalgeburt spricht. Das vorherrschende Bild vom Kind, das im Mutterleib festhängt und nicht geboren werden kann, weil die Nabelschnur zu kurz ist, ist nicht stimmig. Da sich die Gebärmutter mit zunehmendem Tiefertreten des Kindes in den Geburtskanal zusammenzieht und ebenfalls „nach unten wandert" (und mit ihr Plazenta und Nabelschnur), kann es praktisch nicht dazu kommen, dass eine kurze Nabelschnur eine natürliche Geburt verhindert.

Abnabeln?

Ist das Kind einmal geboren, stellt sich die Frage nach dem richtigen Zeitpunkt für das Durchtrennen der Nabelschnur. Mittlerweile dürfte es sich unter werdenden Eltern schon herumgesprochen haben, dass das Auspulsieren der Nabelschnur viele Vorteile für das Neugeborene hat, und viele Eltern wünschen sich, dass mit dem Durchtrennen der Nabelschnur zugewartet wird. Findet die Geburt nicht im trauten Heim, sondern in einer Klinik statt, ist es wichtig, dass dieser Wunsch dem Klinikpersonal deutlich kommuniziert wird. Im besten Fall wird bereits im Geburtsplan schriftlich darauf hingewiesen. Es kann aber durchaus auch sinnvoll sein, wenn die geburtsbegleitenden Personen (also Partner, Doula, Schwester oder wer auch immer) instruiert sind, nach der Geburt ein Auge auf die Nabelschnur zu haben und dafür zu sorgen, dass diese auch tatsächlich intakt bleibt.

Solange die Nabelschnur pulsiert, wird das Kind noch von der Plazenta versorgt. Benötigt das Baby die Plazenta nicht mehr, sendet es hormonelle Signale, die die Lösung der Plazenta unterstützen. Das kann für den erfolgreichen und komplikationslosen Lösungsprozess von der Gebärmutterwand hilfreich sein. In der Realität des stressigen Krankenhausalltags wird die Nabelschnur leider immer noch viel zu oft unmittelbar nach der Geburt des Kindes durchtrennt. Vor allem Babys, die gestresst zur Welt kommen, werden rasch abgenabelt, um ärztlich untersucht zu werden. Aber gerade Kinder, deren Geburt nicht ganz einfach war, würden vom Auspulsieren der Nabelschnur profitieren.

Es gibt eine Vielzahl von Gründen, die für ein spätes Abnabeln sprechen:

- Bis zu 30% mehr Blut gelangen zum Baby - Blut, das dem Baby „gehört"! Oder anders ausgedrückt: Frühes Abnabeln bewirkt, dass dem Baby etwa ein Drittel des ihm zustehenden Blutes fehlen! Die Annahme, dass das Baby Blut verlieren könnte, weil dieses zur Plazenta zurück fließt, ist übrigens falsch. Der menschliche Körper ist ein geniales Wunderwerk der Natur. Und die hat es so eingerichtet, dass die beiden Nabelschnurarterien sich als erstes verschließen und der Blutfluss nur noch über die Vene, also zum Baby hin, möglich ist.

- Höhere Hämoglobinwerte: Im Blut des Neugeborenen befinden sich bis zu 60% mehr rote Blutkörperchen.
- Weniger Eisenmangel in den ersten Lebensmonaten.
- Höheres Geburtsgewicht.
- Das Baby wird über die Plazenta weiterhin mit Sauerstoff versorgt, was vor allem bei gestressten Kindern von Vorteil ist. Das Baby profitiert von einem sanften Start.
- Dem Kind stehen mehr Stammzellen zur Verfügung.
- Es wird sogar vermehrt dazu geraten, versorgungspflichtige Babys und Frühgeborene nicht sofort abzunabeln, um diese medizinisch zu versorgen, sondern die notwendige Flüssigkeitsgabe durch die Plazenta stattfinden zu lassen. Dazu kann die Nabelschnur zum Kind hin ausgestrichen werden. Vor allem Frühchen reagieren mit einem stabileren Kreislauf, weniger Atemproblemen und selteneren Hirnblutungen.

Meinte man früher, dass es beim Auspulsieren der Nabelschnur vermehrt zu gefürchteten Blutungen in der Nachgeburtsphase kommen würde, so hat sich diese Annahme mittlerweile als falsch erwiesen. Im Gegenteil: Ein spätes Durchtrennen der Nabelschnur führt zu weniger Plazentalösungsstörungen. Auch für die Mutter ergeben sich durch diese Vorgehensweise also keine Nachteile, sondern auch sie kann - ebenso wie das Baby - vom späten Abnabeln profitieren.

Den absolut „richtigen“ Zeitpunkt für das Durchtrennen der Nabelschnur gibt es aber nicht. Du kannst auch dein Gefühl entscheiden lassen, wann der passende Moment gekommen ist. Es hat jedenfalls keine Nachteile, die Nabelschnur über einen längeren Zeitraum hinweg intakt zu belassen. Die Hebamme Robin Lim rät werdenden Eltern und Hebammen, sich beim Durchtrennen der Nabelschnur Zeit zu lassen. In dieser Phase sind Stress und Eile fehl am Platz. Mindestens drei Stunden sollte mit dem Durchtrennen der Nabelschnur ihrer Meinung nach gewartet werden. Untersuchungen haben gezeigt, dass die Plazenta bis zu fünf Stunden nach der Geburt noch „lebt“. Warum hat Mutter Natur das so eingerichtet? Auch wenn viele Details in diesem Zusammenspiel von Kind und Plazenta noch im Verborgenen liegen, so kann davon ausgegangen werden, dass die Plazenta das Neugeborene auch noch Stunden nach der Geburt unterstützen und beeinflussen kann. Diese Zuwendung sollten wir unseren Kindern nicht durch voreiliges Durchtrennen der Nabelschnur verwehren.

Du bist vom späten Abnabeln noch immer nicht überzeugt? Dann nimm dir doch bitte vorm Durchtrennen der Nabelschnur kurz die Zeit, um die Nabelschnur anzufassen. Was spürst du da? Du wirst leichte Wärme spüren und ein Pulsieren. Du spürst Leben! Die meisten Menschen haben Hemmungen, die Nabelschnur zu durchtrennen, wenn sie erst einmal gespürt haben, dass es sich dabei nicht um totes Gewebe, sondern um etwas Lebendiges handelt, das unmittelbar mit dem Neugeborenen verbunden ist und mit diesem im Austausch steht.

Die Atemtherapeutin Brigitte Hahl weist außerdem darauf hin, dass viele Menschen ihren ersten Atemzug als traumatisches Erlebnis abgespeichert haben. Durch das frühzeitige Durchtrennen der Nabelschnur entsteht Atemnot und der kleine Körper wird dazu gezwungen, die Lungen viel zu abrupt mit Luft zu füllen, was mit starken Schmerzen verbunden ist. Ist das Baby hingegen noch über die Nabelschnur mit der Mutter verbunden und wird über diese mit Sauerstoff versorgt, bleibt genügend Zeit für die sanfte, zarte und schmerzfreie Entfaltung der Lungen.

Cut the cord

Auch wenn man all diese Punkte bedenkt und sich für ein Auspulsieren der Nabelschnur entscheidet, früher oder später ist der Zeitpunkt gekommen, an dem die Nabelschnur durchtrennt werden muss (außer du entscheidest dich für eine Lotusgeburt!). Aber wie funktioniert das Abnabeln nun eigentlich genau?

Wird die Nabelschnur unmittelbar nach der Geburt des Kindes durchtrennt, dann geschieht das meist in einem klinischen Kontext. Arzt/Ärztin oder Hebamme verwenden eine Nabelschnurklemme, die relativ eng am Bauch des Kindes fixiert wird und eine auf der Seite der Mutter, dann wird mit einer Schere die Nabelschnur durchgeschnitten. Für jemanden, der das zum ersten Mal macht, fühlt sich die Nabelschnur vielleicht unerwartet zäh an. Eine scharfe Schere ist jedenfalls von Vorteil. Die Verwendung von Nabelschnurklemmen ist im Fall des frühen Abnabelns tatsächlich sinnvoll, weil so kurz nach der Geburt noch verhältnismäßig viel Blut in der Nabelschnur vorhanden ist. Die Klemmen verhindern ein Auslaufen.

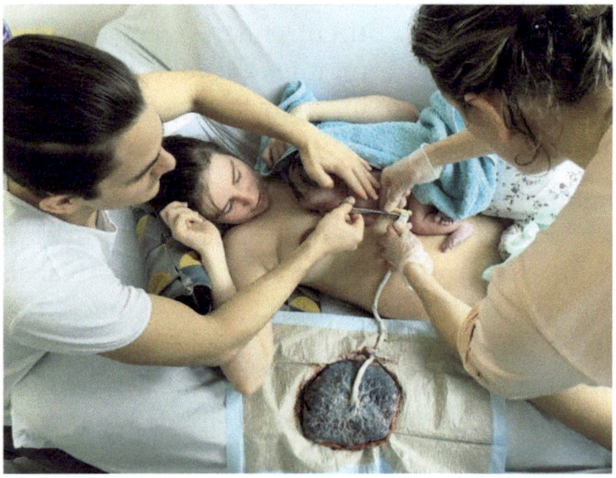

Durchtrennen der Nabelschnur, Quelle: Elisabeth Stanzl

Lässt man sich mit dem Durchtrennen der Nabelschnur jedoch Zeit bis diese auspulsiert ist (oder noch länger), ist ein Abklemmen oder Abbinden des Nabelschnurrestes eigentlich nicht mehr notwendig. Die Nabelschnur verklebt dann von innen und verschließt sich.

Du erkennst, dass die Nabelschnur nicht mehr „arbeitet" übrigens nicht nur daran, dass sie nicht mehr pulsiert, sondern auch an der veränderten Farbe. Befindet sich kein überflüssiges Blut mehr in der Nabelschnur, erscheint diese weißlich und blass.

Das Abnabeln wird oft vom frischgebackenen Papa erledigt. Doch wie ist diese Tradition eigentlich entstanden und was steckt dahinter? Bei einem Blick in der Vergangenheit wird deutlich, dass Geburt eigentlich immer eine reine Frauensache war. Bis ins 17. Jahrhundert hinein, waren ausschließlich Frauen in der Geburtshilfe tätig. Der werdende Vater war im Entbindungszimmer nur selten anwesend und wenn, dann war es ein schlechtes Zeichen, denn seine Aufgabe bestand bei schwierigen Geburten darin, seine Frau gewaltsam festzuhalten. Erst mit Beginn des 19. Jahrhunderts - und mit zunehmender Medikalisierung der Geburt - ist der werdende Papa neben dem behandelnden Arzt immer häufiger im Entbindungszimmer anzutreffen. Heute ist es für den Mann fast zur „Pflicht" geworden, seiner Frau unter der Geburt beizustehen und der Geburt seines Kindes beizuwohnen. Nur wenige Männer widersetzen sich dieser Verpflichtung und verzichten darauf, das Wunder der Geburt hautnah zu erleben. Das Dabeisein des Mannes bei der Geburt entspricht dem gängigen Bild der romantischen Paarbeziehung, die gekrönt wird durch die Geburt des gemeinsamen Kindes. Tapfer steht der werdende Vater seiner Partnerin bei, die das Produkt ihrer gemeinsamen Liebe im Schweiße ihres Angesichts in diese Welt presst.

Der Mann kann wertvollen Beistand leisten, kann seiner Frau die Hand halten, ihr den Rücken, die Beine oder was auch immer massieren. Er kann ihr Wasser reichen, ihr gut zureden und ihr immer wieder versichern, dass sie ihre Arbeit ganz toll macht. Aber genau das ist der Punkt: Es ist ihr Job, dieses Kind in die Welt zu bringen! Wer auch immer bei der Geburt anwesend ist, was auch immer an Unterstützung geleistet wird: Es ist die Frau, die das Kind zur Welt bringt. Was auch immer der Mann tut, er wird aus seiner Statistenrolle nicht hinauskommen. Die Hauptrollen in diesem Szenario werden von anderen besetzt. Wie also kann der Vater in den körperlichen Prozess des Gebärens eingebunden werden? Er darf die Nabelschnur durchschneiden! Diese Vorgehensweise scheint sich mittlerweile bereits so etabliert zu haben, dass sogar bei einer Geburt im Operationssaal die Nabelschnur zwar durchtrennt, aber oftmals so lange gelassen wird, dass die Väter anschließend dann doch nochmal (nach)schneiden dürfen. Das Abschneiden der Nabelschnur durch den Vater ist also in Mode gekommen. Ihm obliegt es, die Verbindung zwischen Mutter und Kind endgültig zu durchtrennen. Er leistet seinen Beitrag. In der Tat ist es für die meisten Väter wohl ein bedeutender, oft auch emotionaler Moment, wenn die Hebamme ihm mit den Worten „Wollen Sie die Nabelschnur durchschneiden?" die Schere in die Hand drückt.

In „Erlebnis sanfte Geburt" beschreibt ein Vater den entscheidenden Moment mit folgenden Worten:

„Als die Nabelschnur zu pulsieren aufhörte, wollte ich sie unbedingt durchtrennen. Es war ein heiliger Akt für mich. Ich will diesen Augenblick nicht in Worte fassen. Es beinhaltet so viel, hat so viele Ebenen und ist für mich sehr privat und intim." (PFISTERER & MAUSS 1994: 60)

Im selben Buch äußert ein anderer Mann seine Bedenken:

„Schon bei den Geburtsvorbereitungstreffen und bei sonstigen Geburtserzählungen beschlich mich jedesmal (sic) *ein eigenartiges Gefühl, wenn von den männlichen Nabelschnurdurchtrennungen berichtet wurde. Irgend etwas* (sic) *erschien mir nicht stimmig bei dieser Tat, ich konnte es aber nicht fassen. (…) Doch bei all dem Nachdenken entdeckte ich bei der Nabelschnurdurchtrennung keinen „heiligen" oder magischen Akt. (…) Als große Geste deklariert und das war`s. Ein Herrschaftsakt, der mehr verspricht als er zu halten imstande ist, am Ende der Schwangerschaft, am Beginn des Lebens des Kindes. Doch keine Sorge, es wird bald zurückgegeben, wenn es schreiend nach der Muttermilch verlangt. Der Akt der männlichen Nabelschnurdurchtrennung erinnert fatal an die früher übliche zeremonielle ministerielle Durchschneidung des Bandes bei der Eröffnung eines neuen Autobahnteilstückes. Es wird der Öffentlichkeit übergeben. Auf Wiedersehen! (…) warum sollen, wollen wir am Ende gerade diesen Trennungsakt zelebrieren? Die durch*

die Tat versprochene Verantwortung können wir in diesem Umfang nicht übernehmen, und warum sollen/wollen wir uns am Ende noch zu einer zentralen Figur machen? Ja, ja, der Nabel der Welt, und wir Männer haben ihn gemacht!" (PFISTERER & MAUSS 1994: 43ff)

Ich persönlich finde ja, dass beiden Sichtweisen etwas abzugewinnen ist. Und letztendlich muss jede Familie für sich entscheiden, welchen Weg sie gehen möchte. Manche Frauen legen sogar selbst Hand an und trennen die Nabelschnur eigenhändig durch. So oder so scheint dem Durchtrennen der Nabelschnur eine gewisse Bedeutung zu zukommen. Ich habe es auch schon erlebt, dass ich als Geburtsbegleiterin darum gebeten wurde, die Nabelschnur zu durchtrennen. Ehrfürchtig und achtsam bin ich dieser Bitte gerne nachgekommen. Allgemein scheint es sich aber eingebürgert zu haben, dass der frischgebackene Papa diese Aufgabe übernimmt, um auch irgendwie am Geschehen der Geburt aktiv beteiligt zu sein. Eine ehrenvolle Aufgabe, wenn man genau darüber nachdenkt, denn immerhin wird mit diesem Akt die Verbindung Mutter-Kind beziehungsweise Plazenta-Kind endgültig durchtrennt - zumindest physisch. Es scheint daher angemessen zu sein, das Durchtrennen der Nabelschnur (wie und wann auch immer es stattfinden mag) mit Achtsamkeit und Respekt zu zelebrieren.

Burn the cord

Mit dem Hintergrund der symbolischen Bedeutung des Durchtrennens der Nabelschnur als Akt des Trennens der physischen Verbindung zwischen Mutter und Kind (beziehungsweise Plazenta und Kind) hat sich ein Ritual entwickelt, das diesem symbolischen Aspekt Rechnung trägt. Nach der Plazentageburt wird die Nabelschnur durchtrennt. Anstatt die Nabelschnur allerdings ohne viel Aufsehen mit einer Schere zu durchschneiden, kann auch das sogenannte „Cord burning" zelebriert werden, also das Durchbrennen der Nabelschnur mit einer Flamme. Klingt kompliziert? Ist es nicht! Was jedoch notwendig ist, sind helfende Hände. Das Abbrennen der Nabelschnur ist nichts, was alleine gemacht werden kann, aber es ist ein schönes Gemeinschaftsprojekt, in das alle anwesenden Personen eingebunden werden können. Gebraucht werden außerdem zwei Kerzen. Zum Schutz des Babys wird ein mit Alufolie überzogener Karton empfohlen, der zwischen dem Baby und den Flammen platziert wird. Durch einen kleinen Schlitz im Karton kann die Nabelschnur gezogen werden. Auf der Seite der bereits geborenen Plazenta wird die Nabelschnur etwas gespannt und dann von beiden Seiten mit den Kerzen abgebrannt. Achte darauf, dass zwischen dem Brennpunkt und dem Bauch des Babys etwa zehn bis fünfzehn Zentimeter Abstand sind. Es dauert etwa zehn bis fünfzehn Minuten bis die Nabelschnur durchgebrannt ist. Die Trennung von Plazenta und Baby verläuft also sehr langsam und sanft. Der Prozess kann mit einem Gebet oder einem entsprechenden Lied oder Mantra unterstützt werden. Der Geruch des verbrannten Fleisches kann intensiv sein und wenn du nicht möchtest, dass das Kerzenwachs über die Plazenta oder deine Bettdecke läuft, ist es sinnvoll, hier zusätzlich noch einen Tropfschutz unterzulegen. Nachdem Plazenta und Kind getrennt sind, achte bitte darauf, dass der Nabelschnurrest noch für ein bis zwei Minuten sehr warm sein kann. Er sollte in dieser Zeit dein Baby nicht berühren. Du kannst mit den Fingern immer wieder probieren, ob der Nabelschnurrest sich noch heiß anfühlt oder ob eine gefahrlose Berührung durch das Baby wieder möglich ist. Eine weitere Versorgung (Puder, Desinfektion, Salbe) ist übrigens nicht notwendig.

Im klinischen Kontext wirst du übrigens vermutlich auf wenig Gegenliebe stoßen, wenn du dich für diese Art des Durchtrennens der Nabelschnur entscheiden solltest. Aber du kannst in jedem Fall (wenn keine medizinische Notwendigkeit dafür gegeben ist) darauf bestehen, dass Kind und Plazenta verbunden bleiben und beide so heimtransportieren. Daheim kannst du dich dann in Ruhe mit dem Durchbrennen der Nabelschnur beschäftigen. Aber denk bitte daran: Alleine wird dir das schwer fallen. Du brauchst dafür helfende Hände!

Der Brauch des Cord burnings stammt übrigens aus dem Alten China. Diesem Vorgehen liegt die Idee zu Grund, dass so die Lebensenergie (Chi), die noch in der Plazenta verblieben ist, auf das neugeborene Kind übergehen kann.

Nach dem Tsunami 2004 in Südostasien wurden die überlebenden Hebammen im Abbrennen der Nabelschnur geschult, da es keine Instrumente und kein heißes Wasser zur Sterilisation gab. Auch nach dem Erdbeben auf Haiti im Jahr 2010 wurde das Abbrennen der Nabelschnur vermehrt eingesetzt, da es sauberer und somit sicherer für das Kind ist. Es stellt sich die Frage, warum sich diese Praktik nicht überall vermehrt durchsetzt? Das Durchschneiden der Nabelschnur stellt für das Neugeborene immer ein potentielles Risiko dar, das Abbrennen hingegen ist sauberer und daher sicherer. Außerdem trocknet der Nabelschnurrest leichter und fällt schneller ab.

Bist du noch immer nicht überzeugt davon, ob das die für dich und dein Baby richtige Methode ist? Im Internet findest du einige schöne Videos zu diesem Thema! Lass dich inspirieren!

Nabelschnurblut und Stammzellenentnahme

Wie wir gesehen haben, hat das Blut, das sich unmittelbar nach der Geburt des Kindes in der Nabelschnur befindet, für die Gesundheit und das Wohlergehen des Kindes eine große Bedeutung. Das Neugeborene profitiert auf vielfältige Weise davon, wenn ihm dieses Blut zur Verfügung gestellt wird. Aber nicht nur das neugeborene Kind hat Interesse am Nabelschnurblut!

Aktuell steigt das Interesse am Blut aus der Nabelschnur, weil darin wertvolle Stammzellen enthalten sind. Während der fetalen Entwicklung findet die Blutbildung in der Leber und Milz statt, erst im letzten Schwangerschaftsdrittel verlagert sich diese über den Blutkreislauf des Kindes ins Knochenmark. Aus diesem Grund befinden sich so viele Stammzellen im Blut der Nabelschnur. Deren Entnahme und Aufbewahrung soll die Behandlung schwerwiegender Erkrankungen im Erwachsenenalter ermöglichen. Mittels Stammzellentransplantation können Krankheiten wie Leukämie, Blutbildungsstörungen und diverse genetisch bedingte Erkrankungen wie beispielsweise Tumore behandelt werden.

Vier Formen der Spende werden unterschieden:

1. Spende an ein Stammzellenregister: Fremdspende
2. Spende zur Behandlung bereits erkrankter Familienmitglieder
3. Eigenkonservierung zur privaten Vorsorge
4. Spende zu Forschungszwecken

Der tatsächliche Nutzen (vor allem) der Eigenkonservierung ist umstritten, da nicht mit absoluter Sicherheit bestätigt werden kann, dass die entnommenen Stammzellen in Zukunft für das Kind verwendet werden können. Die Wahrscheinlichkeit, dass die eigenen Stammzellen im Kindesalter benötigt werden, ist sehr gering. Außerdem muss überprüft werden, ob die entnommenen Stammzellen die Disposition zur Entwicklung der Krankheit bereits enthalten. Dann wären sie unbrauchbar. Eine Verwendung im Erwachsenenalter ist nach dem aktuellen Stand der Forschung noch spekulativ und experimentell.

Wird eine Stammzellenentnahme aus dem Blut der Nabelschnur in Erwägung gezogen, sollte man sich vorab gut informieren. Die Kosten für die Eigenkonservierung sind selbst zu tragen und belaufen sich auf etwa 1500 bis 2500 Euro. Hinzu kommen die Ungewissheit über deren zukünftige Verwendungsmöglichkeit, die Tatsache, dass die Entnahme unmittelbar nach der Geburt eventuell als störend empfunden wird, und der Umstand, dass das Blut aus der Nabelschnur dem Neugeborenen fehlt. Der Begriff „Nabelschnurblut" ist nämlich ziemlich irreführend. Wenn man darüber nachdenkt, woher das Blut aus der Nabelschnur kommt, wird deutlich, dass es sich dabei um das Blut des Kindes handelt, das eigentlich ihm zur Verfügung stehen sollte. Und zwar unmittelbar nach der Geburt, denn jetzt profitiert das Baby von diese „Starthilfe" ins Leben.

Sieht man den Tatsachen ins Auge, so ist bei einer Stammzellenentnahme aus dem Blut der Nabelschnur genau genommen das Neugeborene der eigentliche Blutspender. Die allgemeinen Empfehlungen zur Blutspende besagen allerdings, dass Personen unter 18 Jahren und mit einem Gewicht von weniger als 50 Kilogramm von der Blutspende auszuschließen sind.

Ein beachtenswerter Aspekt, dem hinsichtlich der Blutentnahme aus der Nabelschnur meines Erachtens nach viel zu wenig Beachtung geschenkt wird.

Nachgeburtsphase: Die Geburt der Plazenta

Bei einer natürlichen Geburt durchlaufen Mutter und Kind unterschiedliche Phasen, die sich in Intensität und Funktionsweise deutlich unterscheiden. Der Eröffnungsphase, die bereits einige Tage vor der tatsächlichen Geburt beginnen kann, folgt die Übergangs- oder Ich-will-nicht-mehr-macht-doch-bitte-mal-ohne-mich-weiter-Phase. In der darauf folgenden Austreibungsphase wird zunächst das Baby geboren. Während alle sich über die geglückte Landung des frisch geschlüpften Babys freuen, sinkt der Progesteronspiegel im Blut der Mutter rapide ab, was ein Zusammenziehen der Gebärmutter bewirkt. Dabei löst sich die Plazenta von der Gebärmutterwand und wird mit Hilfe der Nachgeburtswehen geboren. Erst mit Abschluss dieser Nachgeburtsphase ist die Geburt tatsächlich beendet.

Die Nachgeburtsphase ist eine der sensibelsten Phasen der Geburt, in der unachtsame und übereifrige Geburtshelfer/Geburtshelferinnen großen Schaden anrichten können. Im Krankenhaus bleiben meist nicht mehr als 45 bis 60 Minuten Zeit, um die Plazenta zu gebären. Oft wird aber auch schon viel früher in den natürlichen Lösungsprozess eingegriffen. Zeigt sich die Nachgeburt nach einer gewissen Zeitspanne nicht auf natürlichem Wege, gibt es unterschiedliche Methoden, mit denen von außen in den natürlichen Prozess eingegriffen wird. So ist beispielsweise das Ziehen an der Nabelschnur mit gleichzeitigem Druck auf den Bauch von außen keine Seltenheit. Durch ein zu festes oder zu frühes Ziehen an der Nabelschnur kann der Lösungsprozess der Plazenta allerdings gestört werden und es kann zu unnötigen und gefährlichen Blutungen kommen. Wird die Nachgeburt nämlich nicht vollständig ausgestoßen, kann eine Ausschabung notwendig werden. Auch die Gabe von künstlichem Oxytocin oder anderen wehenfördernden Mitteln ist im Klinikalltag üblich. Bleiben auch diese ohne Wirkung wird die Plazenta unter Narkose manuell im Operationssaal gelöst .Leider kommt es auch im Hausgeburtssetting immer wieder zu Zwischenfällen in der Nachgeburtsphase, die mitunter durch übereifrige Hebammen ausgelöst werden.

Zahlreiche Komplikationen, die in dieser Geburtsphase auftreten, könnten durch geduldiges Abwarten verhindert werden. Es ist ganz unterschiedlich, wie lange die Nachgeburt braucht, um geboren zu werden. Das können wenige Minuten bis zu mehrere Tage sein. Als „normal" wird ein Zeitraum von etwa zwei Stunden angesehen, ab ungefähr vier Stunden wird Handlungsbedarf diagnostiziert. Solange es keine Komplikationen (z.B. Kreislaufprobleme, Blutungen) gibt, besteht aber prinzipiell kein Grund für Interventionen. Wenn die Plazenta sich noch nicht von der Gebärmutterwand gelöst hat, kommt es nämlich nicht zu behandlungsbedürftigen Blutungen. Starke Nachgeburtsblutungen treten dann auf, wenn die Plazenta sich nicht vollständig löst. Dann fließt Blut aus den offenen Hohlräumen der Gebärmutterwand. Das passiert vermehrt dann, wenn der natürlichen Austreibung der Nachgeburt nicht ausreichend Zeit gegeben wurde, sondern durch Manipulationen an der Nabelschnur und/oder der Bauchdecke ungleichmäßiger und unnötiger Druck auf die Gebärmutter ausgeübt wurde. Dadurch löst sich die Plazenta womöglich nicht gleichmäßig und es kommt zu den gefürchteten Nachgeburtsblutungen.

Egal wie die Geburt verlaufen ist, die Plazenta wird im Anschluss auf ihre Vollständigkeit überprüft. Dazu wird die mütterliche Seite der Plazenta genau untersucht, um Stellen ausfindig zu machen, an denen eventuell Gewebeteile fehlen. Ist das der Fall - was allerdings bei interventionslosen Geburten sehr selten vorkommt - muss die frischgebackene Mutter zur Ausschabung der Gebärmutter in den Operationssaal.

Tipps zur Unterstützung der natürlichen Plazentageburt

Soll die Geburt der Plazenta auf natürliche Weise unterstützt werden, so ist eine aufrechte Gebärposition von Vorteil. Der Gebärhocker oder die tiefe Hocke sind hilfreich, um die Schwerkraft bestmöglich nutzen zu können. Zusätzlich kann die Mutter bewusst husten, oder aber auch in einen Luftballon pusten, um durch den so erzeugten leichten Druck der Bauchmuskulatur, die Plazenta nach unten zu schieben. Die Hebamme kann auch mit Akupunktur oder der Gabe eines homöopathischen Mittels (beispielsweise Arnika oder Pulsatilla) unterstützend eingreifen.

Eventuell ist die Blase der Mutter voll und muss geleert werden, um eine reibungslose Plazentageburt zu ermöglichen.

Auch das Stillen des Neugeborenen kann erfolgversprechend sein. Beim Stillen wird das Hormon Oxytocin freigesetzt, das unter anderem dafür sorgt, dass die Gebärmutter sich zusammenzieht. Nachwehen werden ausgelöst. Dadurch wird die Lösung der Plazenta unterstützt. Die meisten Neugeborenen sind erstaunlich schnell bereit zur ersten Nahrungsaufnahme. Sollte das Baby aus irgendeinem Grund noch nicht angelegt werden können, reicht auch die Stimulation der Brustwarzen, um effektive Nachwehen auszulösen, die die Plazentageburt unterstützen.

Ein deutliches Zeichen für eine erfolgreiche Lösung der Plazenta ist erneut einsetzender Pressdrang und/oder zunehmender Druck auf den Beckenboden. Außerdem ist die Nabelschnur womöglich etwas weiter sichtbar.

Erst wenn die Nachgeburt geboren wurde, ist die Geburt tatsächlich abgeschlossen. Dann beginnt das Wochenbett. Vielen Frauen ist das so vielleicht gar nicht bewusst. Doch viele Geburtshelfer und Geburtshelferinnen gratulieren erst zur Geburt des Kindes, wenn auch die Plazenta geboren wurde. Eine befreundete Hebamme erzählte mir in diesem Zusammenhang davon, dass sie in ihrer Ausbildung noch gelernt hätte, dass als Geburtsort des Kindes der Ort angeführt wird, an dem die Plazenta geboren wurde. Und auch heute noch gäbe es die eine oder andere Diskussion darüber, welcher Ort als Geburtsort gilt, wenn sie nach einer Hausgeburt mit Plazentaretention ins Krankenhaus kommt.

Die Geburt nach der Geburt

Mir ging es bei meiner ersten Geburt ähnlich. Voller Freude hielt ich mein gerade eben erst geborenes Kind im Arm. Vergessen (zumindest fast) waren die Anstrengungen der letzten Stunden. Glückseligkeit. Staunen. Freude. Dankbarkeit. Und dann kommt die Hebamme und will, dass ich die Plazenta gebäre. Jetzt! Sofort! Ach ja, da war doch noch was...

Bei meiner zweiten Geburt war ich auf diesen Moment schon besser vorbereitet. Ich war informierter und machte mir bereits im Vorfeld Gedanken darüber, wie ich die Plazentageburt gestalten wollte und was mit der Plazenta im Anschluss passieren sollte. Nach der Geburt meiner zweiten Tochter war da wieder dieses große Staunen. Und die Begeisterung: Ich habe es geschafft! Ich habe dieses Kind aus eigener Kraft geboren! Ich wurde nicht entbunden, ich habe geboren! Wahnsinn! Wir haben uns Zeit genommen, um diesen wundervollen Moment als Familie zu genießen, dieses neue Kind willkommen zu heißen. Irgendwann wurde ich mir der Nachwehen bewusst, die das Zusammenziehen der Gebärmutter begleiteten. Ihre Intensität war aber nicht mit der der Geburtswehen vergleichbar. Ich spürte, die Plazenta wollte geboren werden. Ich will nicht behaupten, dass ich große Lust verspürte, noch einmal meine Vagina zu strapazieren. Aber was sein muss, muss eben sein. Zurück auf dem Gebärhocker: ein zartes, sanftes Anschieben und mit einem leichten Spannungsgefühl rutschte die Nachgeburt aus mir heraus und hinein in die Klangschale, die die Hebamme unter mir platziert hatte. Weich, warm und irgendwie glitschig fühlte sich die Plazenta an, als ich sie geboren habe. Später sah ich sie mir dann ganz genau an. Fleischig, rot und wunderschön war die Plazenta. Auf der kindlichen Seite durch die Eihäute mit einem seidigen Glanz versehen, die mütterliche Seite irgendwie hügeliger, wolkig. Es war gut, dass ich die Plazenta in meinem eigenen Tempo gebären konnte. Ich denke, dass es sich dabei um einen wichtigen Lösungsprozess handelt, der nicht nur auf körperlicher Ebene stattfindet, sondern auch eine geistig-seelische Dimension hat.

Einfluss der Nachgeburtsphase auf die Mutter-Kind-Bindung

Diese geistig-seelische Dimension ist es auch, die die Mutter-Kind-Bindung ausmacht. Großen Einfluss darauf hat die Nachgeburtsphase. Wie ist die Nachgeburtsphase verlaufen? Gab es Komplikationen? War die Atmosphäre „heilig" und ruhig oder war sie geprägt von Stress, Angst und unnötigen Routinemaßnahmen?

Sobald das Baby geboren wird, gehört es auf den Bauch und in die Arme seiner Mutter. Jetzt ist der entscheidende Moment, in dem Mutter und Kind sich zum ersten Mal in die Augen schauen. Das kleine Wesen, das die letzten Monate verborgen im Inneren der Gebärmutter herangewachsen ist, unsichtbar und geheimnisvoll, dieses kleine Wesen kann nun endlich bestaunt werden. Zitternde Finger streichen zart über Haut, die noch nie berührt wurde. Der kleine Brustkorb hebt und senkt sich. Der mütterliche Körper nimmt diese leichte Bewegung wahr, spürt den zarten Herzschlag. Das Baby gibt die ersten Geräusche von sich. Der Geruch dieses Lebewesens, das noch so fremd und gleichzeitig doch so vertraut ist, steigt der Mutter in die Nase. Das Baby atmet den Duft der Mutter ein. Hört ihren beruhigenden Herzschlag, spürt ihre schaukelnden Atembewegungen. Sanft wird es gewiegt, liebkost. Nach den Strapazen der Geburt und dem Schock in einer grell beleuchteten, kalten Welt gelandet zu sein, in der alles neu und fremd ist, darf es mütterliche Zuwendung erfahren und Geborgenheit spüren. Wie selbstverständlich liegt dieser kleine Mensch im mütterlichen Arm, ihrer Liebe, ihrer Geduld, ihrer Hingabe und Fürsorglichkeit völlig ausgeliefert. Der Tanz der Hormone begleitet dieses magische Kennenlernen und liefert die optimalen Rahmenbedingungen, um das gegenseitige Sich-verlieben zu gewährleisten.

Nie wieder ist die Konzentration an Bindungshormonen im Blut von Mutter und Kind so hoch, wie unmittelbar nach der Geburt. Es ist so wichtig, dass diese ersten 30 Minuten nur der jungen Familie gehören! Natürlich haben auch die Umstände der Geburt Einfluss auf diese prägende Phase, aber ist das Kind gesund und sind Mutter und Kind wohlauf, gibt es eigentlich keinen plausiblen Grund, um die beiden in ihrem ersten Kennenlernen zu stören. Wird das Baby der Mutter zu früh entwendet, um diverse Routinemaßnahmen über sich ergehen zu lassen, wie beispielsweise das Wiegen, Messen und Waschen, löst diese Trennung bei Mutter und Kind Stress aus und der sensible Bindungsprozess wird empfindlich gestört.

Diese frühe Bindung zwischen Mutter (beziehungsweise auch Vater) und Neugeborenem wird Bonding genannt. Die theoretischen Grundlagen dazu stammen aus der Bindungstheorie und sind vor allem von John Bowlby, James Robertson und Mary Ainsworth geprägt. Entwicklungsexpertinnen und -experten sind sich darin einig, dass dieser Prozess der Grundstein für die weitere Eltern-Kind-Beziehung ist und diese nachhaltig prägt. Die positive Zuwendung durch eine oder mehrere Bezugspersonen, ein stabiles emotionales Umfeld und das Erleben von liebevoller und fürsorglicher Nähe sind die besten Voraussetzungen für ein positives Heranwachsen des Kindes und haben Auswirkungen bis ins Erwachsenenalter. Harmonische zwischenmenschliche Beziehungen gelingen dann besonders gut, wenn der Grundstein dafür bereits in der Kindheit gelegt wurde. Und damit das gut funktioniert, sind unter anderem auch die ersten Stunden nach der Geburt von großer Bedeutung.

Konnte das Neugeborene in der Nachgeburtsphase und darüber hinaus die Nähe und Aufmerksamkeit der Eltern genießen und wurde der sensible und so bedeutende Bondingprozess achtsam begleitet und nicht gestört, so hat das viele positive Auswirkungen:

- Guter und stabiler Gesundheitszustand des Neugeborenen
- Bessere Blutzuckerwerte
- Stabilere Atmung
- Höhere und konstante Körpertemperatur
- Ruhiger Gemütszustand (weniger Weinen, ruhigerer Schlaf)

- Weniger Stillschwierigkeiten
- Mütter leiden weniger häufig an Wochenbettdepression
- Bessere Bindung zwischen Mutter und Kind, was der Mutter Selbstvertrauen und Kraft gibt

Um diese vielfältigen Vorteile des Bondings nützen zu können, ist es wichtig, dass Mutter und Kind in dieser sensiblen Phase nicht durch unnötige Routinemaßnahmen gestört werden. Übrigens kann sich auch der frischgebackene Vater auf liebevolle Weise mit seinem Baby verbinden. Auch er wird davon profitieren, so früh wie möglich in engen Kontakt mit seinem Kind zu treten. Durch seine liebevolle Anwesenheit kann er Mutter und Kind im Bondingprozess unterstützen, gleichzeitig aber auch selbst eine Beziehung zu dem Neugeborenen aufbauen. Es hat sich beispielsweise als bereichernd erwiesen, das noch nackte Baby auf den nackten Oberkörper des Vaters zu legen, während die Mutter mit der Plazentageburt beschäftigt ist oder falls sie nach der Geburt medizinisch versorgt werden muss.

Auch im Fall einer Kaiserschnittgeburt kann durch das medizinische und pflegende Personal ein erfolgreiches Bonding unterstützt werden. Glücklicherweise hat sich die Bedeutung dieser einschneidenden Lebensphase bereits weitgehend herumgesprochen, sodass oft auch im Falle einer operativen Entbindung die Bindung zwischen Mutter und Kind gefördert wird.

Übrigens profitieren auch Babys mit leichten Anpassungsschwierigkeiten davon, im Arm der Mutter ganz in dieser Welt ankommen zu dürfen. Der Atemrhythmus und die Herzfrequenz regulieren sich selbstständig und häufig erübrigen sich diverse Interventionen.

Geboren um zu sterben

Gegen Ende der Schwangerschaft scheint die Plazenta zu altern. Gewebe stirbt ab und Kalkablagerungen können auftreten. Die Plazenta scheint also ein Ablaufdatum zu haben. Sie versorgte den Fötus in den vergangenen

Monaten mit allem, was dieser zum Überleben und für seine gute Entwicklung brauchte. Sie übernahm sämtliche Körperfunktionen, die der sich erst entwickelnde Körper des ungeborenen Kindes noch nicht bewältigen konnte. Sie stellte eine Verbindung zum mütterlichen Organismus her, diente jedoch auch als Barriere, wo dies nötig war. Kind und Plazenta. Diese Einheit nähert sich mit fortschreitender Schwangerschaft ihrem Ende.

Mit der Geburt des Kindes wird die Plazenta überflüssig. Sie wird für das physische Überleben des Kindes nicht mehr gebraucht und stirbt. Dies geschieht langsam, wenn man beispielsweise das Pulsieren der Nabelschnur nach der Geburt beobachtet, das bei schwierigen Geburten oft wesentlich länger dauert, um dem gestressten Kind möglicherweise den Start ins irdische Leben zu erleichtern.

Bei der Geburt stirbt also ein großer Anteil der kindlichen Organisation, eben alle extraembryonalen Anhangsorgane (Fruchtblase, Nabelschnur und Plazenta), die nach der Geburt des Kindes als Nachgeburt geboren werden. All das ist weitgehend kindliches Gewebe, das nun stirbt. So ist unsere Geburt eng mit dem Tod verbunden.

Das Kind, das nur in Abhängigkeit zu seiner Plazenta wachsen und überleben konnte, wird aus der schützenden Geborgenheit der mütterlichen Gebärmutter hineingeboren in eine Welt, die noch so viel für dieses Menschenkind bereithält. Das ganze Leben mit all seinen Höhen und Tiefen, mit vielen Herausforderungen und wundervollen Momenten liegt vor diesem kleinen Menschen. Und dieser Anfang bedeutet gleichzeitig auch ein Ende, denn die bis dahin symbiotische Einheit mit der Plazenta löst sich auf.

Diese wunderbare Symbiose zwischen Kind und Plazenta führt mitunter dazu, dass die Nachgeburt weltweit als etwas ganz Besonderes gesehen wird, als anderer Teil des Kindes, der bei der Geburt stirbt. Demnach haben sich auch ehrfürchtige und respektvolle Rituale und Bräuche rund um die Nachgeburt entwickelt.

Die Plazenta in Anthropologie und Ethnologie

Obwohl davon ausgegangen werden kann, dass die eben beschriebenen vielfältigen Funktionen der Plazenta unseren Vorfahren nicht bekannt gewesen sind, so war der Umgang mit dieser doch von Respekt und Ehrfurcht geprägt.

Auch ohne biochemisches oder physikalisches Wissen über die Plazenta, haben die Menschen verstanden, dass sie ein beachtenswerter Teil des menschlichen Neugeborenen ist. Immerhin waren Plazenta und Kind physisch miteinander verbunden. Es wurde angenommen, dass diese Verbindung auch nach der Geburt noch weiterbesteht und der Umgang mit der Plazenta direkten Einfluss auf das Wohlergehen des Kindes hat. Wird die Plazenta schlecht behandelt oder fällt sie in falsche Hände, kann das Kind krank werden oder sterben.

Der Plazenta wird personale Würde zuerkannt, sie wird als lebendiges Wesen betrachtet und als Mutter des Kindes (schützendes und nährendes Mutterwesen), als sein Gefährte, sein Bruder, seine Schwester, sein Doppelgänger, als seine Außenseele, sein höherer Geist oder auch als Schutzengel bezeichnet. Dies ist weltweit von Australien und Neuseeland, über den asiatischen Raum bis nach Europa, Afrika, Süd- und Nordamerika überliefert. Überall dort, wo die Nachgeburt als über die Geburt hinaus mit dem Kind verbunden betrachtet und als „eigenständiges Wesen“ anerkannt wird, haben sich Vorschriften für den Umgang mit der Plazenta und entsprechende Rituale entwickelt. Diese lassen sich grob den vier Elementen Feuer, Wasser, Erde und Luft zuordnen.

Verabschiedung nach den vier Elementen

Menschen, die sehr naturverbunden leben und sich selbst als Teil dieser alles umfassenden Natur empfinden, haben auch eine enge Beziehung zu den vier Elementen. Feuer, Wasser, Erde und Luft prägen das Leben der Menschen, die diesen Elementen ausgesetzt sind. Jenseits von Zentralheizung und Klimaanlage, Asphalt und Hochhäusern lebten und leben die Menschen eingebunden in die Zyklen der Natur und in direktem Kontakt mit den Elementen. Es überrascht daher nicht, dass sich die Menschen auch bei der Verabschiedung der Plazenta an den vier Elementen orientiert haben. Folgende Arten der Plazentaverabschiedung sind überliefert:

Erde

Die Bestattung der Plazenta in der Erde ist weltweit verbreitet (gewesen). Die Nachgeburt wird dabei je nach Region in unterschiedlichen Zeremonien und mit verschiedenen Intentionen an Mutter Erde zurückgegeben.

Feuer

In manchen Teilen der Erde wird die Plazenta dem Feuer übergeben und verbrannt. Als Asche findet die Nachgeburt dann ihren Weg zurück zur Erde und somit zurück in den ewigen Kreislauf von Werden und Vergehen.

Wasser

Die Plazenta (oder manchmal auch nur die Nabelschnur) wird dem Wasser übergeben. Vor allem fließende Gewässer scheinen dafür besonders geeignet zu sein, tragen sie doch die sterblichen Überreste der Nachgeburt als Zeichen der Veränderung und Transformation weiter. Aber auch das Meer eignet sich, um die Plazenta oder die Nabelschnur aufzunehmen. Gerade Ethnien, die am Meer leben, scheinen eine starke Tendenz zu dieser Art der Plazentaverabschiedung entwickelt zu haben.

Luft

Die Plazenta wird an das Luftelement übergeben. Manchmal auf Felsen oder große Steine gelegt, in manchen Regionen auf Hausdächer oder anderorts auch auf Bäume gebunden steht die Nachgeburt den Vögeln oder anderen wilden Tieren zur Verfügung.

Interessanterweise sind all diese überlieferten Möglichkeiten der Plazentabestattung auch in Zusammenhang mit der Verabschiedung der sterblichen Überreste eines Menschen bekannt. Tote wurden, beziehungsweise werden nicht nur in der Erde bestattet. Feuerbestattungen sind weit verbreitet und auch die Übergabe des Leichnams an die Luft und deren Bewohner oder die Seebestattung waren und sind durchaus übliche Wege der Bestattung. Es scheint also ein Zusammenhang zu bestehen zwischen der Bestattung von Verstorbenen und der Verabschiedung der Nachgeburt. Vielleicht, weil die Plazenta vielerorts als „Bruder oder Schwester" des Neugeborenen bezeichnet wird.

Ein Blick in die Vergangenheit

Die ältesten Belege für die besondere Behandlung der Nachgeburt stammen um 3100 v.u.Z. aus Ägypten. Dort wurde dem Pharao bei Prozessionen seine eigene mumifizierte Plazenta vorausgetragen. Die Plazenta wurde sogar zum Gott Chons/Khonsu personifiziert. Dieser Mondgott von Theben ist ursprünglich die bei der Geburt des Pharaos ausgetretene Nachgeburt. Der Pharao galt als Repräsentant des Sonnengottes, seine Plazenta als Repräsentant des Mondgottes. Beide gehören zusammen. So wurden für viele Pharaonen auch zwei Pyramiden als Grabstätten erbaut, die große für seinen physischen Körper, die kleine, das Südgrab, für seinen göttlichen Geist, repräsentiert durch die ebenfalls mumifizierte Plazenta.

Die Hieroglyphe der Plazenta heißt „das Gepriesene". In Zeiten des rituellen Königsmordes wurde das Plazentabündel geöffnet und zum Zeichen der Wiedergeburt des Königs wieder neu eingewickelt. Diese Aufgabe übernahm ein hochrangiger Beamter, der auch den Titel „Öffner der königlichen Plazenta" trug.

Auch aus dem antiken China ist der Brauch der Plazentabestattung unter dem Begriff *zang bao* (= das Verbergen der Nachgeburt) überliefert. Heilkundliche Texte, die auf die Zeit um 200 v.u.Z. datiert werden, geben Auskunft über die Verfahren zur Versorgung der Nachgeburt. Etwa 700 Jahre später wird das Verbergen der Nachgeburt im *chanjing*, einem Geburtshilfeklassiker, ausführlich erläutert. Sehr detailliert werden die Methode für das Verbergen der Nachgeburt, glückverheißende Tage, Fehler beim Verbergen der Nachgeburt und die glückverheißenden Richtungen für diesen Vorgang erwähnt. Es konnte belegt werden, dass dieser Brauch bis 3000 v.u.Z. zurückreicht.

Mit zu den frühesten Erwähnungen der Plazentabestattung gehört eine Stelle im Talmud, die bereits um 500 n.u.Z. Erwähnung findet. Hier werden unterschiedliche Umgangsformen mit der Nachgeburt beschrieben. So wird sie beispielsweise in einer Schale aufbewahrt, um das Kind zu erwärmen. Wohlhabende Frauen verwahren sie in Öl, arme Frauen in Stroh und Sand, aber alle begraben sie im Boden, um der Erde ein „Pfand“ zu geben.

Auch in der Bibel wird an zwei Stellen von der Plazenta gesprochen:

5. Moses 28,57: Hier wird die Plazenta direkt erwähnt und zwar in Zusammenhang mit dem Essen der Nachgeburt durch eine Mutter zur Zeit einer Hungersnot.

1. Samuel 25,29: Hier wird sie in der Abigail-Rede als „Bündel des Lebens“ bezeichnet. Im Judentum ist es bis zum heutigen Tag üblich, besagte Textstelle am Grabstein anzubringen, die den Zusammenhang mit der Nachgeburt herstellt. Der Kreis von Geburt, Leben und Tod schließt sich.

Plazentabestattung in Mitteleuropa

Nicht nur in Ägypten und China hat die Plazentabestattung eine lange Tradition. Auch unsere unmittelbaren Vorfahren in Europa wussten um die Bedeutung der Nachgeburt und entwickelten entsprechende Verhaltensregeln in Zusammenhang mit der Plazenta.

Hildegard von Bingen soll die Plazenta und Nabelschnur geradezu als kosmische Organe aufgefasst haben. Das war im 12. Jahrhundert n.u.Z.

1984 wurden bei Ausgrabungen in Bönningheim/Deutschland im Kellerboden alter Häuser eingegrabene Tontöpfe gefunden, die sich als Nachgeburtsbestattungen erwiesen. Bis 1997 konnte in 56 weiteren deutschen Ortschaften an 111 Fundstellen diese Sitte über die letzten 400 Jahre, also von etwa 1650 bis zum Ende des 19. Jahrhunderts, nachgewiesen werden. Diese Plazenta-Töpfe hatten eine ganz besondere Form. Sie wurden mit Schmuckbändern verziert und manchmal mit den Initialen des Besitzers/der Besitzerin versehen. In Sindelfingen und Bönningen/Bönningheim (D) wurden erstaunlicherweise auch umgedrehte Plazentatöpfe entdeckt. Vermutlich handelte es sich hierbei um eine besondere Schutzmaßnahme, um eventuell vorhandene Geister am Austreten zu hindern. Pentagramme oder Hexagramme finden sich ebenfalls vereinzelt auf den Plazentatöpfen. Es wird vermutet, dass diese Schutz vor dem Zugriff von Hexen bieten sollten. In Zusammenhang mit besonderen Schutzmaßnahmen sind möglicherweise auch die Nachgeburtstöpfe zu sehen, die von einem Pfahl durchbohrt wurden. Archäologisch nachgewiesen in Bönningheim und Sindelfingen, aber ohne Erwähnung in der volksmedizinischen Literatur, liegt die Vermutung nahe, dass das Pfählen der Plazenta ähnlich zu bewerten ist, wie das im 11. Jahrhundert übliche Pfählen von Neugeborenen, die ohne getauft zu sein, verstarben oder auch für im Wochenbett verstorbene Frauen überliefert ist. Hier spiegelt sich die allgemeine Furcht vor Wiedergängern wieder. Es ist anzunehmen, dass das Pfählen von Plazenten den gleichen Hintergrund hat. In diesem Fall muss nicht nur die Plazenta vor Geistern geschützt werden, sondern offensichtlich auch die Umgebung vor der Nachgeburt, von der etwas Bedrohliches ausgehen kann.

Die Würzburger Hebammenverordnung von 1555 besagt, dass Hebammen die Nachgeburt nicht zu sich nehmen sollten, sondern in fließendes Gewässer zu werfen haben.

Über die Bräuche rund um die Nachgeburtsbestattung ist wenig überliefert. Vor allem schriftliche Aufzeichnungen sind rar. Sowohl die christlich katholische Kirche, als auch die evangelische Kirche standen den Nachgeburtsbestattungen skeptisch gegenüber und betrachteten diese als heidnische Bräuche. Das lässt Aufschluss darüber zu, dass Plazentabestattungen tatsächlich bereits lange vor der Christianisierung Europas Teil des menschlichen Lebens waren. Wie viele andere „heidnische" Traditionen, Bräuche und Rituale wurde die Plazentabestattung von der Kirche nicht gerne gesehen, was vermutlich dazu geführt hat, dass sie eher heimlich durchgeführt, beziehungsweise auch durch andere rituelle Handlungen ersetzt wurde. So wird berichtet, dass Frauen bis weit ins 20. Jahrhundert hinein vor allem in ländlichen Regionen nach der Geburt mit der Nabelschnur zur „Aussegnung" in die Kirche gingen, um dort beim Marienaltar um gute Milchbildung zu bitten. Auch das Mitbringen der Plazenta zur Taufe des Kindes ist überliefert.

Im 19. Jahrhundert kam es zu einem vermehrten Interesse an volksmedizinischen Anwendungen. Ärzte, aber auch Pfarrer und Lehrer begannen, ihre Beobachtungen niederzuschreiben und für die Nachwelt zugänglich zu machen. Dieser Umstand erlaubt uns auch einen Einblick in die damals üblichen Praktiken und Verhaltensregeln in Zusammenhang mit der menschlichen Nachgeburt.

So schrieb beispielsweise der Arzt Gottfried Lammert:

„Der Mutterkuchen soll nicht an einem unreinen Orte, im Abtritte oder im Miste, ausgeschüttet werden, sondern in fließendes Wasser geworfen oder in die Erde gegraben werden, dann wird Mutter und Kind gesund bleiben." In einer Fußnote heißt es außerdem: *„In alten Zeiten wurde die Placenta in besonders geformten Töpfen in der Erde verscharrt."* (OTTO 2008: 81)

In einem schriftlichen Beitrag aus der Steiermark (Österreich) wird empfohlen, dass die Nachgeburt im Hauskeller eingegraben, in fließendes Wasser geworfen oder in einem Gefäß unter dem Dachboden der Trocknung ausgesetzt werden soll.

Aus dem Frankenwald wird berichtet, dass die Plazenta über viele Wochen am Feuer stehen soll, bis die Kohle schließlich ganz verschwindet.

Mutter und Kind (ungesegnet und ungetauft) waren während und kurz nach der Geburt besonders dem Einfluss von bösen Mächten ausgesetzt, sodass viele Bräuche vor allem dem Schutz dienten. Eine ordnungsgemäße Versorgung der Nachgeburt diente in diesem Zusammenhang daher vor allem dem Schutz von Mutter und Kind. Besonders gefürchtet war der sogenannte „Wechselbalg". Sollte die Nachgeburt in die Hände einer Hexe gelangen, so könne diese daraus einen Wechselbalg machen und gegen das richtige Menschenkind austauschen. Zum Schutz des Kindes musste die Nachgeburt also sorgsam verwahrt und gesichert werden.

Auch manch seltsam anmutende Empfehlung ist überliefert. So glaubte man, dass das Kind aus dem Mund stinken würde, wenn die Nachgeburt nicht sofort entfernt werden würde. Andererseits wird aber auch empfohlen, die Nachgeburt mindestens drei Tage unter dem Bett der Wöchnerin aufzubewahren, um Unheil abzuwenden. Meistens soll die Nachgeburt allerdings unter einem Rosenstock begraben werden. Die roten Rosen sollen das Kind vor übelriechendem Atem bewahren und ihm gleichzeitig zu rosigen Wangen verhelfen.

Auch das Vergraben der Nachgeburt unter einem Baum gehört hier her. Oftmals wurde für den Sohn ein Apfelbaum, für die Tochter ein Birnbaum gepflanzt.

Mit dem Handwörterbuch des deutschen Aberglaubens (1920er und 1930er Jahre) enden die schriftlichen Hinweise auf besondere Bräuche im Umgang mit der Nachgeburt.

Nur sehr vereinzelt wird noch über das Begraben von Plazenten berichtet. Einer mündlichen Überlieferung zufolge wurden um 1940 in Schwaigern-Stetten in einer Kellerwand 20 bis 30 Plazentatöpfe gefunden und entfernt. Und zwischen 1953 und 1964 wurden einer anderen mündlichen Überlieferung zufolge von einem Vater die Nachgeburten seiner Kinder auf Anordnung der Hebamme im Keller vergraben: „Damit`s Kind g`sund bleibt!"

Unsere Vorfahren glaubten lange Zeit, dass ein Teil der kindlichen Seele auch nach der Geburt noch in der Plazenta hausen würde. Darum durfte sie auch nie allzu weit vom Kind entfernt werden. Die Plazenta wurde in unmittelbarer Nähe zum Wohnhaus der Familie begraben. In städtischen Gebieten war es sicherer, die Plazenta unter dem Wohnhaus der Familie zu verstecken. Oftmals wurde sie unmittelbar nach der Geburt vom Vater im Keller vergraben, damit auch die Hauswesen möglichst reichlich von ihrer Kraft profitieren könnten. Auch das Vergraben der Plazenta neben dem

Hauseingang (linke Seite Mädchen, rechte Seite Jungen) war in manchen Gegenden üblich. In jedem Fall aber musste verhindert werden, dass sich Fremde der Plazenta bemächtigen können, denn nur so war die weitere Fruchtbarkeit des Paares gewährleistet. Außerdem sollte das Naheverhältnis von Mensch und dazugehöriger Plazenta eine Art Schutz für diesen darstellen. Vor allem besonders schwache Kinder würden durch die Plazenta Stärkung erfahren.

Da das Wegwerfen der Plazenta eine Unfruchtbarkeit bei der Frau bewirken konnte, wurde dieser Umstand auch gezielt als empfängnisverhütendes Mittel eingesetzt. Wie der Zusammenhang zwischen Nachgeburt und weiblicher Fruchtbarkeit hergestellt werden konnte, ist leicht erklärt, wenn man sich der Denkweise unserer Vorfahren annähert. Mit Eintreten der Schwangerschaft kommt es zum Ausbleiben der Menstruation. Daher kommt es zu der Annahme, dass sich das Kind und die Plazenta vom ausbleibenden Blut ernähren. Wird die Plazenta nicht ordnungsgemäß bestattet oder bemächtigt sich eine fremde Person der Plazenta, so beeinträchtigt dieser Umstand die Fruchtbarkeit der Frau und weitere Schwangerschaften bleiben möglicherweise aus.

Viele der ursprünglichen Traditionen wurden vermutlich bereits durch die Vorherrschaft der Katholischen Kirche verdrängt. Dennoch hat sich vor allem das Vergraben der Nachgeburt über lange Zeit gehalten und ist als allgemein üblicher Brauch zumindest bis Mitte des 20. Jahrhunderts hinein überliefert. Doch dann verläuft sich die Spur und die Nachgeburtsbestattung scheint in Vergessenheit geraten zu sein. Doch warum endet hier eine jahrtausendealte Tradition? Nachgeburtsbestattungen sind immer eingebunden in die vorherrschenden sozialen und kulturellen Gegebenheiten zu betrachten. Schwangerschaft und Geburt fielen seit jeher in den Zuständigkeitsbereich der Frauen. Frauen gebaren ihre Kinder im Kreis anderer Frauen in den eigenen vier Wänden. Dies war ein ganzheitlicher Prozess, der auch die Nachgeburt einschloss und bedingte, dass sich bestimmte Verhaltensweisen und Traditionen entwickelten, die die Nachgeburt betrafen. Mit der Institutionalisierung von Schwangerschaft und Geburt und der Übernahme dieser sensiblen Lebensbereiche durch die Medizin kam es zu einer Verlegung der Geburt ins Krankenhaus. Seit den 1960er Jahren sind Hausgeburten nicht mehr der Alltag, sondern die große Ausnahme. Geburten wurden pathologisiert und die Nachgeburt zu medizinischem Müll degradiert.

Plazentabestattung weltweit

Auch aus anderen Teilen der Erde wird über ähnliche Verhaltensweisen berichtet. So ist das Bestatten der Plazenta nach der Geburt weltweit sehr verbreitet. Die Frauen befürchten, ebenso wie europäische Frauen im 17. und 18. Jahrhundert, dass die Seele des Kindes die Trennung von seinem lebensspendenden Organ als Verlust auffassen könnte und der Schmerz über diesen Verlust zu Entwicklungsstörungen führen kann.

Vielfach wird davon ausgegangen, dass es neben der für uns sichtbaren eine unsichtbare Parallelwelt gibt, die von Ahninnen, Geistern und Göttinnen bewohnt wird. Es gibt zwei bedeutende Berührungspunkte mit dieser Geistwelt: die Geburt und den Tod. Bei der Geburt kommt der Mensch aus dieser Parallelwelt in die irdische Welt und mit seinem Tod kehrt er wieder dorthin zurück. In einer Weltsicht, in der alles als beseelt gilt, in der alles (Tiere, Pflanzen, Steine) einen Geist besitzt, hat die Plazenta einen besonders mächtigen Geist, denn sie schenkt dem Kind das Leben, während sie selbst bei beziehungsweise kurz nach der Geburt stirbt. Und sterben bedeutet, dass man in diese andere Welt zurückkehrt und dort mit den Geistern und Ahninnen zusammenlebt. Es ist daher wichtig, diese Geistwesen gut zu stimmen, um einen möglichst guten Einfluss auf das diesseitige Leben zu bewirken.

Um die geistige Welt und deren Bewohner gütig zu stimmen, wurden weltweit zahlreiche Rituale entwickelt. Die verschiedenen Plazentarituale lassen sich auf vier verschiedene Denkweisen zurückführen (nach Cathrine Czabaun):

1) **Denken in Zyklen:** Das Kind wird geboren, die Plazenta stirbt. Die verstorbene Plazenta kehrt durch Beisetzung zu Mutter Erde zurück. Der Übergang in eine neue Existenzform muss möglichst dauerhaft gestaltet und somit rituell unterstützt werden.

2) **Denken in familiären Bezügen:** Plazenta und Kind bleiben in der Vorstellung der Menschen eng verbunden. Oft wird die Nachgeburt nahe des Wohnorts des Kindes, im Keller des Hauses oder im Garten vergraben.

3) **Denken in Analogien:** So wie es der Plazenta geht, so geht es auch dem Kind. Ein respektvoller und liebevoller Umgang mit der Plazenta wird daher vorausgesetzt. Zusätzlich wird die Nachgeburt noch mit Opfergaben und Geschenken bedacht.

4) **Denken in Kausalzusammenhängen:** Die Plazenta wird mit Fruchtbarkeit in Verbindung gebracht. Das betrifft die weitere Fruchtbarkeit der Frau, aber auch die Umwelt. Daher wird sie beispielsweise auf einem unbestellten Feld vergraben, um die Fruchtbarkeit des Landes zu gewährleisten.

Diese Denkweisen spiegeln sich auf die eine oder andere Art in sämtlichen rituellen Handlungen und Verhaltensweisen in Zusammenhang mit der Nachgeburt. So oder so scheint das Schicksal von Plazenta und zugehörigem Menschen eng miteinander verwoben zu sein.

Die Nähe und enge Verbindung zwischen Mensch und Plazenta findet ihren Ausdruck auch in der Bezeichnung für die Plazenta. Vielerorts - von Sumatra über Sibirien bis nach Europa und Afrika - wird sie als Bruder oder Schwester bezeichnet, manchmal auch als „Mutter" des Kindes. Sie wird als Gefährte und Beschützer gesehen, der weit über die Geburt hinaus mit dem Kind in Verbindung steht und dieses durch das Leben begleitet und beschützt. In schwierigen Lebenssituationen wird die Plazenta zu Hilfe gerufen und nach dem Tod wartet sie auf den Verstorbenen, um diesen in die Jenseitswelt zu begleiten.

Mancherorts wird die Plazenta als Doppelgänger und Sitz des Geistes bezeichnet. Sie wird als beseelt wahrgenommen und auch dementsprechend behandelt.

Hin und wieder wird die Plazenta auch mit schädlichen Einflüssen in Verbindung gebracht. Aus diesem Grund muss die Plazenta neutralisiert oder sogar „getötet" werden, um sie unschädlich zu machen. In Norwegen war es zum Beispiel lange Zeit üblich, die Plazenta mit einem Messer zu stechen, um sie unschädlich zu machen. Auch in Siebenbürgen/Rumänien muss die Plazenta ebenso wie das Mekonium verbrannt werden, um zu verhindern, dass böse Feen sie in Vampire verwandeln, die dann das Kind attackieren würden.

Der Plazenta wird manchmal sogar magische Macht zugesprochen. Über die Plazenta soll durch Nachahmung Einfluss ausgeübt werden und das Leben der Menschen in eine bestimmte Richtung gelenkt werden. Viele Rituale beruhen daher auf der Idee, dass eine ordentliche Behandlung der Nachgeburt zu Reichtum, Gesundheit oder Segen für den zugehörigen Menschen führt. Die Plazenta unter einem Rosenstock zu begraben, um beim Kind für rosige Wangen zu sorgen, fällt in den Bereich dieser magischen Denkweise. Auch sämtlichen Vorstellungen und Verhaltensweisen, die die Plazenta in Verbindung mit der weiblichen oder landwirtschaftlichen Fruchtbarkeit stellen, unterliegen dem Gauben, dass die Plazenta magische Kraft besitzt.

Kleine Reise um die Welt

So vielfältig wie die Menschen selbst, so vielfältig sind auch die Handlungs- und Verhaltensweisen, die sich in Zusammenhang mit der Nachgeburt beziehungsweise im Umgang mit dieser entwickelt haben. Manches mag uns vielleicht seltsam anmuten, manches mag uns inspirieren. Einige Dinge kommen uns bekannt vor, andere finden wir womöglich befremdlich.

Was uns jedoch eint, was sich wie ein roter Faden rund um den Globus zieht, ist die Tatsache, dass die Plazenta nirgendwo einfach so, achtlos und ohne Bedeutung weggeworfen wurde. Dieser rote Faden zeigt Unterschiede auf, aber vor allem verbindet er Menschen über viele Generationen und quer über den Globus. Weltweit weisen die Hintergründe der vielfältigen Plazentarituale Ähnlichkeiten auf und lassen dadurch auf einen größeren Zusammenhang schließen, nämlich die wahre Bedeutung unseres vorgeburtlichen Begleiters.

Die vielfältigen Nachgeburtsrituale geraten überall dort in Vergessenheit, wo die moderne Schulmedizin die Macht über die Geburt übernimmt und

Frauen ihre Häuser und Hütten verlassen, um ihre Kinder in einem Krankenhaus zur Welt zu bringen. Viele der beschriebenen Traditionen sind also womöglich vom Aussterben bedroht. Der rote Faden verliert sich im Laufe der Zeit.

Nehmen wir also den Faden auf und folgen wir der Spur der Plazenta, den großen und kleinen Ritualen, die sich im Laufe der Zeit rund um die Nachgeburt entwickelt haben. Lass uns gemeinsam staunen.

Europa

In Europa wurde die Plazenta bis zum Ende des 18. Jahrhunderts als andere Hälfte des Kindes betrachtet. Der Umgang mit dem Mutterkuchen hatte Auswirkungen auf das Kind. So wurden Hebammen häufig als Kindsmörderinnen angeklagt, wenn sie die Plazenta selbst weiterverarbeiteten oder vergruben und das dazugehörige Kind in dieser Zeit Schaden nahm. Daher wurde die Plazenta oftmals dem Vater übergeben.

Im europäischen Russland lebende baltische Finnen (Wespen) haben einen Bestattungsritus entwickelt, bei dem die Schwiegermutter eine wichtige Rolle spielt. Sie ist es, die die Nachgeburt wäscht, in einen sauberen Lappen wickelt und in eine Schachtel oder einen Schuh aus Birkenrinde legt. So wird die Nachgeburt dann unter dem Raum vergraben, in dem die Geburt stattgefunden hat. Ein anderer möglicher Ort ist die Stirnseite des Hauses oder auch die Türschwelle. Je ordentlicher die Schwiegermutter ihre Aufgabe verrichtet hatte, desto schneller würde sich die Frau nach der Geburt erholen. Kam es im Wochenbett zu Komplikationen oder konnte die Frau nicht wieder schwanger werden, glaubte man, dass die Schwiegermutter die Nachgeburt nicht ordnungsgemäß versorgt oder einfach weggeworfen hätte.

In der russischen Provinz Chkalov wird die Plazenta zur Geburtenkontrolle benutzt. Möchte die Frau weitere Kinder haben, so wird die Plazenta so begraben, dass die Nabelschnur aufwärtsgerichtet ist. Möchte sie jedoch keine Kinder mehr, wird die Plazenta so gelagert, dass die Nabelschnur nach unten zeigt. Ist die Plazenta bereits vergraben und die Frau ändert ihre Meinung was den künftigen Kinderwunsch betrifft, so kann die Plazenta wieder ausgegraben und die Nabelschnur entsprechend der Fruchtbarkeitswünsche der Frau neu platziert werden.

In Ungarn verbrennt eine Frau, die keine Kinder mehr haben will, die Plazenta und gibt die Asche ihrem Mann zu trinken. Auch aus Tschechien wird darüber berichtet, dass die Plazenta als Fruchtbarkeitsmittel Verwendung fand.

In Dalmatien wird die Plazenta unter einem Rosenbusch begraben, damit das Kind rosige Wangen bekommt.

Aus Spanien wird berichtet, dass kein Tier die Plazenta fressen darf, da sonst das Kind die schlechten Eigenschaften des Tieres übernehmen würde.

In Island ist die Plazenta mit übernatürlichen Fähigkeiten ausgestattet und fungiert als Schutzengel des Kindes. Sie darf daher nicht unter freiem Himmel weggeworfen werden, damit sich ihrer keine Dämonen bemächtigen und somit über die Plazenta dem Kind Schaden zufügen können. Sie darf allerdings auch nicht verbrannt werden, da das Kind sonst keinen Schutzengel mehr haben würde. Es ist üblich die Plazenta unter dem Fußboden zu begraben.

Nordamerika

Die Hopi bewahren die Plazenta für 20 Tage auf. Erst dann erhält das Kind in einer Zeremonie seinen Namen und die Nachgeburt wird beerdigt.

Die im nördlichen Kalifornien lebenden Hupa spalten eine kleine Fichte und stecken die Plazenta samt Nabelschnur in den so entstandenen Spalt. Danach wird der Baum zusammengebunden und verwächst sich. Am Zustand des Baumes kann der Gesundheitszustand und das Wohlergehen des Kindes abgelesen werden. Plazentabaum und Kind sind eng miteinander verbunden.

In der Tradition der Navajo ist die Großmutter des Kindes dafür verantwortlich, die Plazenta und die Nabelschnur des Neugeborenen zu bestatten. Sie wählt dafür einen Platz, der ihre Träume für dieses Kind repräsentiert.

Die Kwakiutl (British Columbia) begraben die Plazenta eines Mädchens traditionell an der Hochwassermarke der Küste. Das soll dazu führen, dass die Mädchen Expertinnen im Sammeln von Muscheln werden sollen. Die Plazenta eines Jungen hingegen wird an Raben verfüttert, um in dem Jungen prophetische Visionen hervorzurufen.

Es wird berichtet, dass in manchen nordamerikanischen Stämmen die Mütter die Nachgeburten ihrer Kinder in getrocknetem Zustand jahrelang an einem geheimen Ort aufbewahren, bis die Kinder erwachsen sind und ihre eigenen Familien gründen. Dann übergibt die Mutter das Nachgeburtsbündel mit folgenden Worten: „Heute bist du eine Frau/ein Mann und ich gebe dir das hier zurück, damit du darauf aufpassen kannst. Ich habe deine Seele dein ganzes Leben lang beschützt, jetzt ist es deine Aufgabe."

Im Norden Mexicos leben die Seri, die sich mit den Worten „Wo ist deine Plazenta vergraben?" begrüßen. Die Plazenta wird im Wüstensand beerdigt und die betreffende Stelle wird mit einem Steinkreis gekennzeichnet. Dieser Ort kann auch noch nach vielen Jahren exakt bestimmt werden und jedem Seri ist die Stelle bekannt, an der seine Plazenta vergraben liegt.

Südamerika

Traditionellerweise wird die Nachgeburt in Guana verbrannt. Das Verbrennen der Plazenta symbolisiert die physische Trennung von Mutter und Kind.

Überhaupt ist das Verbrennen der Nachgeburt in Südamerika sehr weit verbreitet. Hier geht es vielfach auch darum, die Plazenta „unschädlich" zu machen. Es wird angenommen, dass Kind und Plazenta über die Geburt hinaus in Verbindung stehen und über die Plazenta könnte negativer Einfluss auf das Kind ausgeübt werden.

Die in Bolivien lebenden Quecha und Aymara verfolgen eine Tradition, bei der die Väter die Plazenten ihrer Kinder an einem geheimen Ort im Schatten vergraben. Die Nachgeburt wird dabei mit größtem Respekt behandelt. Dadurch soll Unheil von Mutter und Kind abgewendet werden.

Während der Schwangerschaft vermeiden traditionelle Frauen in Bolivien das Stricken, um zu verhindern, dass sich die Nabelschnur des Kindes um dessen Hals wickelt.

Der Regenbogen gilt bei den Inkas und Mayas als Symbol für die Plazenta und Nabelschnur von Mutter Erde. Der Regenbogen wird als Talisman getragen, um die Menschen an ihre Verbindung mit Mutter Erde und an ihren Schutz zu erinnern.

Die Kunas, die ursprünglich zwischen Kolumbien und Peru lebten, glauben, dass die Plazenta einen starken Geist besitzt, der das Kind während der Schwangerschaft schützt und begleitet.

In Guatemala ist es üblich, dass die Nabelschnur erst durchtrennt wird, wenn die Plazenta geboren wurde. Man geht davon aus, dass die Plazenta die Wärme des Kindes braucht, um sich gut lösen zu können. Gibt es Schwierigkeiten beim Lösungsprozess der Plazenta, wird der Mutter ein Getränk aus Bier und Zwiebel verabreicht, was die Plazentageburt beschleunigen soll.

Das Volk der Maya geht von einer Verbindung zwischen Mensch und Erde aus, die sich zum Zeitpunkt der Geburt manifestiert. Die Plazenta wird in einem religiösen Ritual bestattet und der Ort der Beerdigung hat eine wichtige Bedeutung für die Menschen. Dieser Platz kennzeichnet den symbolischen Ort der Verwurzelung mit Mutter Erde und der Identität als Maya. Auf diese Weise wird das Kind nicht individualistisch oder gar egoistisch, sondern wird sich als Teil der Gemeinschaft und der Natur wahrnehmen.

Die Yanomami, die im Grenzgebiet zwischen Venezuela und Brasilien leben, betrachten die Plazenta als Zwilling. Yanomami-Frauen gehen zur Geburt nicht gerne ins Krankenhaus, weil die Plazenten ihrer Kinder dort als medizinischer Abfall behandelt werden und die aus ihrer Sicht notwendigen Rituale nicht durchgeführt werden können.

Bei den Piro im peruanischen Amazonansgebiet ist es üblich, dass die Frauen sich zur Geburt alleine in den Dschungel zurückziehen. Ist bei der Geburt doch eine weitere Person anwesend, so darf diese die Nabelschnur durchtrennen und wird zum Paten beziehungsweise zur Patin des Kindes. Diese Patenelternschaft ist eine ebenso wichtige Position, wie die „echte" Elternschaft.

Australien

Auf Timor, westlich von Australien, wird die Plazenta als Gefährte des Kindes bezeichnet. Sie wird für drei Tage in einem speziellen Topf aufbewahrt und mit nahrhaften Speisen gefüttert. Danach wird sie beerdigt.

Die indigene Bevölkerung in Queensland glaubt, dass ein Teil des kindlichen Geistes in der Plazenta bleibt. Die Großmutter ist dafür zuständig, diese im Sand zu vergraben, damit Anjea, das Wesen der Empfängnis, den Geist des Kindes aus der Erde heraus nehmen und ihn irgendwo in der Natur verstecken kann. Dies kann ein Baum, eine Höhle oder eine Lagune sein. Dort bleibt der Geist, bis er von Anjea wieder in einen neuen Embryo gelegt wird und so noch einmal geboren wird.

Asien

Traditionell beerdigt in Indonesien die Hebamme die Plazenta und streut Blumen über sie. Um Unheil vom gerade geborenen Kind abzuwenden, lässt man für drei (manchmal auch sieben) Nächte Lichter am Grab der Nachgeburt brennen. Manche Menschen fahren die Plazenta auch aufs Meer hinaus, wo sie von der Hebamme ins Wasser geworfen wird, wobei diese während der Zeremonie weder nach links noch nach rechts schauen darf, um zu verhindern, dass das Kind zu schielen beginnt. Ebenso darf der Steuermann nicht vom Kurs abkommen, sonst wird das Kind ein Herumtreiber.

Auf Bali existiert die Vorstellung, dass die Plazenta als physisches Organ nach der Geburt zwar stirbt, ihr Geist jedoch als ständiger Begleiter mit uns durchs Leben geht. Am Ende des Lebens hilft uns dieser Plazentageist über die Schwelle des Todes, so wie die Plazenta uns einst bei unserer Geburt über die Schwelle zum Leben begleitet hat. Nach dem Tod kommt uns die eigene Nachgeburt auf halbem Weg entgegen, um die verstorbene Person ins Paradies zu begleiten.

Die Balinesen glauben außerdem, dass sie Zeit ihres Lebens von ihren vier älteren Geschwistern begleitet werden, die gleichzeitig mit ihnen auf die Welt kommen. Es sind dies Fruchtwasser, Blut, Nabelschnur und Plazenta. Fruchtwasser und Blut gehen bei der Geburt zwar physisch verloren, aber die Nabelschnur erhält eine besondere Behandlung. Am bedeutungsvollsten ist allerdings die Plazenta. Die Plazenta der Mädchen wird auf der linken Seite der Haustüre, die der Jungen auf der rechten Seite neben der Türe vergraben. Das männliche Geschlecht symbolisiert in der dualistischen Weltanschauung der Menschen auf Bali auf der rechten Seite die geistige Komponente und das göttliche Prinzip. Die Frau auf der linken Seite repräsentiert das Irdische. Die Plazenta wird nach der Geburt gewaschen und gemeinsam mit rituellem Geld, einem Blumengebinde und Pflanzenfasern in ein weißes Tuch gehüllt und in eine Kokosschale gelegt. Soll das Kind eines Tages eine besondere Begabung für das Schreiben entwickeln, wird ein Stift beigegeben. Wünschen sich die Eltern ein musikalisches Kind, kann beispielsweise ein Notenblatt beigelegt werden. Alles zusammen wird neben der Tür vergraben. Darüber werden schwarze, saubere Steine gelegt. So soll die Nachgeburt geschützt werden. In die Erde gesteckte stachelige Blätter sollen vor schwarzmagischen Einflüssen schützen und Weihrauchstäbchen sollen blutrünstige Dämonen abhalten. Um den im neugeborenen Kind inkarnierten Ahnen willkommen zu heißen, wird ein Geschenk niedergelegt. Dieses besteht aus einem vollständigen Betelbissen (Betelnuss, Kautabak und Kalk). Der abgefallene Nabelschnurrest wird gemeinsam mit scharfen Gewürzen in ein sauberes weißes Tuch gewickelt und über dem Schlafplatz des Säuglings fixiert. Die Menschen glauben, dass es Unglück bringt, sich zu weit vom Ort der Plazenta zu entfernen. Sollte man zu lange zu weit weg bleiben, droht Krankheit. Zieht eine Familie um, ist es daher üblich, Erde von den Plazentagrabstätten der Kinder abzutragen und am neuen Wohnort symbolisch ein neues Grab anzulegen.

Bei den Batakstämmen in Sumatra vergräbt man die Plazenta unter dem Haus oder legt sie in einen Tontopf, den man gut verschlossen einem Fluss übergibt. Dadurch soll verhindert werden, dass das Neugeborene später unter kalten Händen und Füßen leidet, was als ungünstiger Einfluss der Nachgeburt aufgefasst wird. Eine Gebetsformel lautet: Kommt her, mein älterer (gemeint ist das Fruchtwasser) und mein jüngerer Bruder, die ihr mit mir zusammen entstanden seid! So werden in Gefahrensituationen diese als Schutzgeister angerufen. Gegebenenfalls kann der Geist des jüngeren Bruders auch die Plazenta verlassen, um das Kind vor Gefahren zu warnen.

Ein Volk in Sibirien glaubt ebenfalls, dass die Plazenta ein Geschwisterkind ist. Krankheiten des Kindes weisen darauf hin, dass die vergrabene Plazenta krank ist und die Grabstelle wird mit Medikamenten behandelt, oder die Plazenta an einen günstigeren Ort umgebettet. Die Seele der Plazenta kann diese verlassen, um mit dem Kind zu spielen. Die Menschen glauben, dass das passiert, wenn das Kind im Schlaf lächelt.

In Tibet wird die Plazenta so lange aufbewahrt, bis ein Astrologe den ersten geeigneten Tag zur Bestattung der Plazenta festgelegt hat. An diesem Tag wird die Plazenta vom Vater oder einer anderen verwandten Person bestattet. Dazu wird sie in saubere Kleider gewickelt. Es ist außerdem wichtig, dass der Ort so gewählt wird, dass kein Tier die Plazenta ausgraben und sich ihrer bemächtigen kann. Die Nabelschnur wird extra verwahrt. Sie wird getrocknet und für etwa ein Jahr an einem sicheren Ort im Haus aufbewahrt. Die Mutter benutzt die getrocknete Nabelschnur, um Entzündungen im Mund des Kindes zu behandeln. Dazu wird sie in Milch oder Tee getaucht und dann die betroffene Stelle im Mund des Kindes damit bestrichen.

Auf den Celebes-Inseln glaubt man, dass die Plazenta der ältere Bruder sei. Sie wird in einem Topf verwahrt und unter dem Sarong der Mutter verborgen. Sie beerdigt die Plazenta samt Topf. Die Stelle wird durch das Pflanzen einer Palme gekennzeichnet. Während dieses Vorgangs hat die Mutter die Augen fest verschlossen zu halten. Würde sie auf die Seite blicken, könnte das Kind zu schielen beginnen, denn es ist eng mit dem Plazenta-Bruder verbunden. Die Frau wird daher von anderen Frauen begleitet und geführt. Erst nach Beendigung der Zeremonie und Rückkehr der Mutter gilt die direkte Verbindung zwischen Kind und Plazenta als gelöst.

Wird ein Kind geboren, das nicht atmet und keine Lebenszeichen von sich gibt, ist es in Bangladesch und Burma üblich, die Plazenta zu behandeln. Sie wird in heißem Wasser gewärmt und außerdem massiert. Dieses Vorgehen ist auch im Ayurveda bekannt und wird daher auch in Indien praktiziert. Die Massage bewirkt, dass die Lebensenergie, die in der Plazenta gespeichert ist, auf das Kind übergehen kann. Dazu muss die Nabelschnur selbstverständlich intakt sein.

Auf den Philippinen wird die Plazenta gemeinsam mit einem Buch bestattet, damit das Kind später einmal besonders klug wird.

Bei den Trobriandern wird die Nachgeburt im Garten vergraben, damit das Neugeborene später ein guter Gärtner wird.

Ostiak- und Vogul-Stämme im Uralgebirge betrachten die Plazenta als die nährende Mutter des Kindes. Es ist üblich die Plazenta mit Kinderkleidern einzukleiden.

In Japan wird die Plazenta in einem Zedernholzkästchen vergraben und zwar zusammen mit einem Schreibpinsel und Tinte im Falle eines Jungen oder mit Nadel und Faden im Fall eines Mädchens.

Manche Stämme in Java glauben, dass die Plazenta die Kraft hat, böse Geister zu versöhnen. Für die Plazenta wird ein kleines Floß gebaut, das mit Öllampen, Blumen und Früchten beladen und einem Fluss übergeben wird. Als Opfergabe an die Krokodile soll es die Krokodilgeister gutmütig stimmen.

Im Jemen wird die Plazenta auch heute noch für die Vögel am Dach des Hauses liegen gelassen, damit die Liebe zwischen den jungen Eltern wachsen möge.

Afrika

Bei den Fang in Gabun gilt die Plazenta als verstorbener spiritueller Zwilling. Der Geist der Plazenta zieht sich - wie der Geist eines verstorbenen Menschen - erst nach drei Tagen endgültig vom Körper zurück. Er verschwindet aus dem Grab und wird von nun an zum persönlichen Schutzengel des Kindes, der über den Menschen wacht. Die Plazenta wird übrigens an einem geheimen Ort begraben, damit niemand sie finden kann und Schadenzauber gegen das Kind damit betreiben könnte.

Bei den Suaheli in Ostafrika wird die Nachgeburt im Hof vergraben. Sieben Tage später werden dem Neugeborenen die Haare und Nägel geschnitten. Beides wird an der gleichen Stelle beigesetzt und eine Kokosnusspalme wird gepflanzt. Kind und Baum sind eng miteinander verbunden.

Im Sudan gilt die Nachgeburt als geistiges Ebenbild des Kindes und man vergräbt sie an einem Ort, der die Hoffnungen der Eltern für ihr Kind repräsentiert, also z.B. in der Nähe der Medizinischen Fakultät, wenn die Eltern sich erhoffen, ihr Kind möge den Arztberuf ergreifen. Die Plazenta gilt als geistiges Ebenbild des Kindes.

Traditionell wird das Kind bei den Mafa in Nordkamerun erst nach der Geburt der Plazenta abgenabelt. Sofort nach der Geburt wird die Nachgeburt von der Hebamme in einen dafür vorgesehenen Tontopf gelegt. Es ist wichtig, dass die Hebamme nicht mit der Nachgeburt in Berührung kommt. Sie vergräbt den Tontopf samt Inhalt im Hausgarten. Die Mafa nennen die Plazenta „kleine Schwester". Auf den vergrabenen Topf legt die Hebamme frische Hirseblätter, die das Kind gesund halten sollen. Nachdem der Nabelschnurrest abgefallen ist, wird dieser gemeinsam mit Speiseresten im Rahmen des Namensgebungsfestes in den Tontopf gelegt. Dazu macht die Hebamme ein Loch in den Topf. Dieser bleibt offen, damit die Seele des Kindes atmen kann. Wird ein Topf ohne Loch gefunden, muss davon ausgegangen werden, dass das Kind verstorben ist und daher kein Namensgebungsfest stattgefunden hat.

Die Menschen in Westkamerun bestatten die Plazenten der Neugeborenen unter einer Bananenstaude. Diese ist ein Symbol für Fruchtbarkeit und soll sicherstellen, dass das Kind nie Hunger leiden muss. Später wird das Stück Land, auf dem die Bananenstaude steht und auf dem die Plazenta begraben liegt, dem Kind als Eigentum übergeben.

Die Mitsogho in Gabun glauben, dass der Geist der Plazenta einen Platz im Jenseits freihält.

Die Baganda in Uganda wickeln die Plazenta nach der Geburt in Bananenblätter. Sie wird von der Mutter an den Wurzeln eines Palmbaumes beerdigt. Wenn das Kind ein Junge ist, dann unter einer Palmart, die zur Bierherstellung benutzt wird, eine Mädchen-Plazenta wird unter einer Palmart bestattet, deren Früchte später gegessen werden können. Der Baum ist von nun an heilig und alle Ausscheidungen des Kindes werden unter den Baum gegossen. Wenn die Fruchtreife eingetreten ist, wird der Baum von der Großmutter beschnitten und Bier oder Fruchtspeisen werden zubereitet und in einem heiligen Fest konsumiert zu dem alle Verwandten väterlicherseits eingeladen werden. Handelt es sich um einen Prinzen, wird die Plazenta aufbewahrt und bei Prozessionen von einem hochrangigen Offizier, der in Gesicht und Kopf kahlrasiert ist, vorangetragen. Das ist eine bemerkenswerte Ähnlichkeit mit den Bräuchen im Alten Ägypten. Allerdings gibt es auch aus Deutschland (Königsburg) Berichte darüber, dass die Plazenta mitgetragen wird und zwar wurde sie zur Taufe des Kindes in die Kirche mitgebracht.

Der Stamm der Kikuya in Kenia verbindet die Plazenta selbst mit Fruchtbarkeit, da sie es ist, die das Leben bringt. Wird die Plazenta daher auf einem unbestellten Feld begraben, gehen die Menschen davon aus, dass sie dem Land Fruchtbarkeit bringen wird und das Pflanzenwachstum unterstützt.

Aus Togo wird berichtet, dass die indigenen Frauen die Aufnahme in die geburtshilfliche Abteilung des neu gebauten modernen Krankenhauses verweigerten, bis die Krankenhausleitung davon Abstand hielt die Nachgeburten wie anderes Operationsgut in der Verbrennungsanlage zu entsorgen. Sie sind nämlich überzeugt davon, dass die ehrfürchtige rituelle Bestattung der Nachgeburt dem Kind lebenslanges Glück bringen wird bzw. im umgekehrten Fall Unglück bringen wird. Von den Maori aus Neuseeland wird ähnliches berichtet.

Nabelschnur

Vielfach kommt der Nabelschnur eine besondere Form der Behandlung zu. Zur Durchtrennung der Nabelschnur werden traditionell Pflanzenfasern verwendet, zum Beispiel ein Stück Bambus oder Maispflanzenstiel, beispielsweise bei den Wasafwa in Tanzania. Das scheint auf den ersten Blick irritierend, doch in Wahrheit sind frisch geschnittene Halme viel ungefährlicher und hygienischer als schlecht gesäuberte Messer. Dummerweise befinden sich in den UNICEF-Koffern heute weltweit Scheren aus Metall zum Abtrennen der Nabelschnur. Diese gelten aber als besonders wertvoll und werden daher auch für alle möglichen anderen Sachen verwendet. Ihr Einsatz in der Geburtshilfe führt leider häufig zu schweren Neugeboreneninfektionen, deren Zahl zu- statt abnimmt.

Auch für das Abbinden des Nabelschnurrestes werden häufig Pflanzenfasern verwendet, das Ende der Nabelschnur wird mit frischer (daher steriler) Asche oder auch mit Ocker oder flüssigem Harz behandelt. Mit der Nachgeburt, dem Blut oder auch dem Fruchtwasser darf niemand in Kontakt kommen, denn Körperausscheidungen gelten gemeinhin als zauberkräftig.

- Aus der arabischen Geburtshilfe ist bekannt, dass ein Stück der Nabelschnur in einem kleinen Schmuckgefäß aufbewahrt wird und vom Kind bis zur Pubertät als Amulett um den Hals getragen wird.

- Nabelschnurritual im Islam: Wird der abgefallene Nabelschnurrest naher der Stadt Mekka vergraben, dann wird das Kind später einmal selbst dorthin pilgern.

- Die vertrocknete Nabelschnur wird in weiten Teilen Afrikas an das Bettchen des Kindes gebunden oder unter dessen Kopfkissen aufbewahrt.

- Am Amazonas wird aus der perlenverzierten Nabelschnur ein Armband gefertigt, auf dem das Kind beim Zahnen beißen kann.

- Die australischen Ureinwohner machen Halsbänder aus der Nabelschnur, die das Kind zur Abwehr von Krankheiten trägt.

- Um besonderen Schutz für das Kind zu bewirken, bekommt es auch heute noch in vielen Gegenden der Welt einen Teil der Nabelschnur umgebunden. In den Rocksaum genäht oder als Schmuck verarbeitet dient es als ganz besondere und persönlicher Talisman. Noch im 19. Jahrhundert nähten deutsche Mütter ihren Söhnen ein Stück der Nabelschnur in ein Kleidungsstück, um sie bei der Auslosung zum Militärdienst die Nummer ziehen zu lassen, die seine Freistellung bedeutete.

Alternativer Umgang mit der Plazenta

„Was als Nachgeburt in Erscheinung tritt, ist der gleichen Achtung und Würde wert, wie unser Leichnam nach einem ausgelebten Leben."

(SCHAD, Wolfgang: 2008, S.23)

Ein Blick in die Vergangenheit hat uns gezeigt, dass unsere Vorfahren sehr wertschätzend und respektvoll mit der Nachgeburt umgegangen sind. Die ethnografischen Beispiele zeigen uns, dass dieser achtsame Umgang weltweit von Bedeutung war und teilweise noch immer ist. Wir leben heute überwiegend in einer Gesellschaft, die sich sehr weit von der Natur entfernt hat, die den Bezug zu ihren Wurzeln und die Achtung vor dem Leben verloren hat. Das zeigt sich mitunter in unserem Umgang mit der Erde und ihren Ressourcen. Wir verletzen und zerstören den Planeten, der uns Heimat ist. Unsere lebensverachtende Haltung zeigt sich in so vielen Bereichen und leider auch darin, wie wir unsere Kinder zur Welt bringen. Wir haben den Bezug zur Natürlichkeit der Geburt weitgehend verloren. Wir gebären unsere Kinder unter unwürdigen Bedingungen. Wir wollen uns dem Schmerz, den eine Geburt mitunter hervorrufen kann, den Anstrengungen dieses Prozesses und all den unangenehmen Nebensächlichkeiten nicht aussetzen. Wir wollen „sauber" gebären. Ohne Blut. Ohne Schmerz. Und von der Plazenta wollen wir auch nichts sehen. Die passt so gar nicht in das liebliche Bild der frisch frisierten, hübsch geschminkten Jungmutter im weißen Kleidchen, die ihr gerade geschlüpftes Kind - ebenfalls frisch gewaschen und hübsch gekleidet - in die Kamera hält, um via Facebook und Instagram die halbe Welt am freudigen Ereignis teilhaben zu lassen.

Und dennoch entscheiden sich zunehmend mehr Frauen für eine „echte" Geburt. Eine Geburt, die die Natur nicht ausklammert. Eine Geburt, die mitunter laut, dreckig und unberechenbar ist. Eine Geburt, die nicht mit dem frisch geschlüpften Baby im Arm endet. Eine Geburt, die den respektvollen Umgang mit der Nachgeburt erlaubt.

Und so werden alte Traditionen wiederentdeckt. Längst verlorengegangenes Wissen wird wieder ausgegraben und für viele Menschen zugänglich gemacht. Ein Blick über den Tellerrand offenbart, wie Menschen in anderen Teilen der Erde mit der Plazenta umgehen. Man holt sich Inspiration. Man reflektiert. Was passt zu mir? Was passt in diese Zeit? Was darf neu entstehen? Und so vermischt sich altes Wissen mit neuen Traditionen. Der Faden ist wieder aufgenommen. Wir erfinden. Wir kreieren. Wir lassen entstehen. Und lassen uns überraschen von dem, was noch kommen wird.

Lotusgeburt

Lotusgeburt (nach Claire Lotus Day) - so wird der selbstbestimmte Abnabelungsprozess des Babys von der Plazenta bezeichnet. Die Nabelschnur wird nicht durchtrennt, sondern bleibt intakt mit der Plazenta verbunden, bis sich diese alleine ablöst. Dies geschieht meistens zwischen dem dritten und sechsten Lebenstag, manchmal auch erst bis zu zehn Tage später. Hintergrund für diese seltsam anmutende Vorgehensweise ist die Vorstellung, dass Kind und Plazenta eine Einheit sind und diese sich erst mit der natürlichen Abnabelung der Plazenta auflöst. Eine frühzeitige Durchtrennung würde dem Kind psychischen Stress, also eine Art Trennungsschmerz, zufügen. Das Durchtrennen der Nabelschnur entspricht in dieser Sichtweise nicht einer ersten Trennung von Mutter und Kind, sondern einer Trennung des Kindes von sich selbst, da die Plazenta wie bereits beschrieben Teil des Kindes und nicht Teil der Mutter ist.

Robin Lim bezeichnet die Lotusgeburt als Ideal der interventionslosen und gewaltfreien Plazentaversorgung. Sie empfiehlt die Nabelschnur für mindestens drei Stunden intakt zu belassen, bevorzugt aber eindeutig das Warten, bis sich Plazenta und Kind aus eigenem Antrieb voneinander lösen. Gerade in Krisengebieten und Ländern mit schlechten hygienischen Bedingungen und fehlender medizinischer Versorgung hat sich die Lotusgeburt bewährt, da durch diesen Vorgang Infektionen wie beispielsweise Tetanus beim Kind verhindert werden können.

Die Ursprünge der Lotusgeburt liegen weitgehend im Dunklen. Obwohl einige Quellen behaupten, dass bereits unsere Vorfahren diese praktiziert hätten, habe ich dafür keine schriftlichen Belege gefunden. Sicher ist, dass bei Schimpansen beobachtet werden konnte, dass einige Mütter die Plazenta so lange mit sich herumtragen (beziehungsweise hinterherziehen), bis diese von selbst abfällt. Für menschliche Gemeinschaften ist dieses Verhalten jedenfalls nicht überliefert. Erst seit den 1970er Jahren verbreitete sich die Lotusgeburt ausgehend von Kalifornien, wo Clair Lotus Day das Durchtrennen der Nabelschnur in Frage stellte und einen Gynäkologen fand, der sie darin unterstütze, die Nabelschnur nach der Geburt ihres Sohnes intakt zu belassen und die mit ihrem Kind verbundene Plazenta mit nach Hause nehmen zu können.

Doch wozu dieser Aufwand?

In der Literatur sind folgende physische Vorteile einer Lotusgeburt beschrieben:

- Geringere Gefahr einer Anämie, da der Eisenspeicher des Kindes aufgefüllt wird
- Weniger Atemnot nach der Geburt, was besonders bei Frühchen lebensrettend sein kann
- Geringere Gefahr von Hirnschädigungen (z.B. Autismus, Schizophrenie)
- Das Baby bekommt mehr mütterliche Antikörper
- Das Baby hat automatisch einen höheren und stabileren Blutdruck
- Geringerer Bedarf an Bluttransfusionen für Frühgeborene

- Geringere Gefahr von Organschäden bei Frühgeborenen
- Verbesserte kindliche Nieren- und Blasenfunktion
- Mehr Nährstoffe, Vitamine, Mineralien usw. für das Baby
- Höherer Anteil an Stammzellen im kindlichen Blut
- der Nabel verheilt sehr schnell ohne zusätzliche Nabelpflege, da kein Schnitt entsteht, durch welchen Keime eindringen können
- Bonding wird bestmöglich unterstützt, da Mutter und Kind viel Ruhe und Nähe haben, was ihre Bindung stärkt

Wird die Nabelschnur nach der Geburt des Kindes und der Geburt der Plazenta zumindest für mehrere Stunden intakt belassen, profitiert das Kind bereits von den oben genannten Vorteilen. Man kann dann von einer „kleinen" Lotusgeburt sprechen. Von einer „vollen" Lotusgeburt spricht man, wenn Kind und Plazenta so lange miteinander verbunden bleiben, bis die Nabelschnur von selbst bricht. Ihre Vorteile sind eher spiritueller Natur. Eine volle Lotusgeburt erfordert große Achtsamkeit, Geduld und Hingabe von den Eltern. Vielleicht sind gerade die Langsamkeit und liebevolle Konzentration, die dieser Prozess erfordert, der größte Vorteil einer Lotusgeburt. Die neue Familie gibt sich selbst Zeit, um sich in Ruhe, stressfrei und behutsam kennenzulernen. Dem Baby wird Zeit gegeben, um langsam in dieser Welt anzukommen. Der Plazenta wird Zeit gegeben, um Abschied zu nehmen.

Besucher fühlen sich oft nicht sonderlich wohl, wenn Kind und Plazenta noch verbunden sind und vor allem kann das Neugeborene nur schwer von einer Person zur nächsten weitergereicht werden. Verwandte und andere Besucherinnen und Besucher werden sich also während der Lotuszeit hoffentlich äußerst zurücknehmend verhalten und die erste Phase des Wochenbetts gehört vermehrt der frischgebackenen Familie. Die Zeit des ersten Kennenlernens und Zusammenwachsens möglichst ungestört von äußeren Einflüssen verbringen zu können, ist in unserer Gesellschaft leider nicht mehr üblich. Die Lotusgeburt kann allerdings dazu beitragen, dass auf ganz natürliche Weise wieder Ruhe und Rückzug in diese besondere Lebensphase einkehren und der „heilige" Raum, der nach der Geburt eines Kindes entsteht, länger aufrechterhalten werden kann.

Auch in Notfallsituationen unter der Geburt und/oder einem Kaiserschnitt ist es nicht notwendig, die Nabelschnur sofort zu durchtrennen. Gerade Kinder mit einer schweren, vielleicht sogar traumatischen Geburtserfahrung profitieren erfahrungsgemäß vom Aufrechterhalten der Verbindung zwischen Kind und Plazenta.

Die Lotuszeit kann übrigens jederzeit abgebrochen werden. Wenn du dich vorab für eine Lotusgeburt entschieden hast, später aber das Gefühl hast, dass diese Vorgehensweise aus irgendeinem Grund nicht mehr stimmig für dich und deine Familie ist, kann die Nabelschnur ohne weitere Probleme durchtrennt werden. Falls der Nabelschnurrest zu diesem Zeitpunkt noch nicht ganz trocken ist, solltest du ihn gut begutachten und gegebenenfalls behandeln.

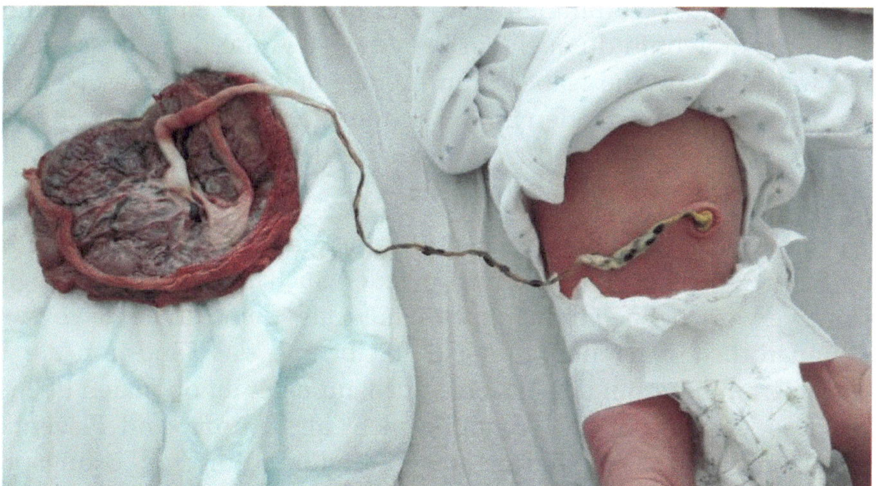

Lotusgeburt, Quelle: Stefanie Scharfmüller

So wird`s gemacht:

Wenn du über eine Lotusgeburt nachdenkst, sind bereits vor der Geburt einige Dinge zu organisieren. Du brauchst ein Gefäß, in das du die Plazenta nach der Geburt legen kannst. Innerhalb der ersten Stunden nach der Geburt wäschst du die Plazenta unter fließendem Wasser ab und legst sie dann für etwa 24 Stunden in ein Sieb und lässt sie gut abtropfen. Dann nochmals waschen und behutsam trocknen. Nun brauchst du eine ganze Menge Salz, denn die Plazenta wird nun dick mit Salz eingerieben. Eventuell kannst du Kräuter oder ätherische Öle hinzufügen, die eine antiseptische Wirkung haben und die Plazenta zusätzlich austrocknen. Lavendelblüten oder Neemblätter eignen sich beispielsweise dafür. Du kannst aber auch Muskatnuss, Rosmarin, Zimt, Kardamom oder Ingwer verwenden. Mit dem Einsalzen und der Behandlung mit Kräutern soll verhindert werden, dass die Plazenta in einen Fäulnisprozess übergeht. Die eingesalzene Plazenta wickelst du in ein Baumwolltuch. Der Prozess des Salzens und die Pflege mit den Kräutern musst du nun täglich wiederholen. Verwende auch täglich ein frisches Tuch. In der Praxis hat es sich als praktisch erwiesen, die Plazenta in eine Plazentatasche zu legen. Denk daran, dass Baby und Plazenta noch immer miteinander verbunden sind und du die Plazenta überall hin mitnehmen musst, wohin du auch ein Baby trägst. Außerdem muss darauf geachtet werden, dass die Nabelschnur keiner Belastung ausgesetzt wird. Es darf unter keinen Umständen an der Schnur gezogen werden. Langsam beginnt die Schnur spröde und trocken zu werden. Irgendwann wird sie sich dann von selbst von deinem Baby lösen.

Neben den bereits beschriebenen physiologischen Vorteilen, die für eine Lotusgeburt sprechen, wird immer wieder auch auf die psychologischen Vorteile verwiesen. So geht man davon aus, dass dem Kind eine vorzeitige – weil unnatürliche – Trennung erspart bleibt und das Kind von der bestehenden Verbindung mit der Plazenta auch auf einer emotionalen Ebene profitiert. Das Kind erlebt die Trennung nicht als Trauma und Plazenta und Baby bekommen die Zeit, die sie beide individuell für den Lösungsprozess brauchen. Das stärkt das Urvertrauen und die seelische Gesundheit des Kindes, was sich günstig auf seine weitere Entwicklung auswirkt.

Nichts desto trotz solltest du dir im Klaren darüber sein, dass eine Lotusgeburt für dich als frischgebackene Mama unter Umständen einen gewissen Mehraufwand bedeutet. Die zusätzliche Versorgung der Plazenta und der möglicherweise umständliche Transport von Kind und Plazenta können Stress auslösen. Aber nicht alle Frauen empfinden diesen Prozess als Belastung. Wie immer und überall heißt es auch hier: Hör auf dein Bauchgefühl und schau, was für dich und deine Familie stimmig ist. Was passt zu euch? Was braucht dein Baby? Was willst du?

Haben sich Kind und Plazenta endgültig voneinander gelöst, kannst du die Plazenta übrigens auch noch weiterverarbeiten. Du kannst sie fertig trocknen und zu einem Pulver verreiben (siehe „Plazenta als Heilmittel") oder aber du vergräbst sie an einem geeigneten Ort.

Plazentarituale

Allgemeines zu Ritualen

Rituale begleiten unser aller Leben auf die eine oder andere Art und Weise. Alltagsrituale strukturieren unseren Tagesverlauf. Jede Familie kann bei genauerer Betrachtung wohl unzählige größere und kleinere rituelle Handlungen nennen, die der gesamten Familie Geborgenheit und Sicherheit geben. Vor allem für (kleinere) Kinder sind diese immer wiederkehrenden und gleichbleibenden Handlungen ein hilfreicher Anker im oft stressigen Alltag. Die Gute-Nacht-Geschichte, die immer vom Papa vorgelesen wird, das immer gleichbleibende Lied beim Zähneputzen, der gemeinsam aufgesagte Spruch am Esstisch … all das sind Dinge, die als Alltagsrituale bezeichnet werden können.

Dann gibt es noch sogenannte feierliche Rituale oder Zeremonien, die sich von den Alltagsritualen gänzlich unterscheiden. Diese Form der Rituale verfolgt einen ganz bestimmten Zweck, das bedeutet, es gibt eine bestimmte Intention. Es handelt sich um feierliche Handlungen mit symbolischem Charakter. Wir betreten hier eine spirituelle oder auch geistige Ebene, die jenseits der Alltagswelt liegt. Das Thema oder Ziel des Rituals bewirkt auch die innere Haltung, mit der die ausführenden Personen an die Sache herangehen.

Rituale begleiten den Menschen wohl seit Anbeginn der Zeit. Sie bieten die Möglichkeit, Lebensprozesse bewusst zu machen und aktiv zu gestalten. Sie unterstützen den Prozess der Wandlung und Transformation. In der Ritualtheorie spricht man von einer Dreigliederung von sogenannten Übergangsritualen:

1. Separation: Herauslösung aus dem bisher Bekannten
2. Schwellenphase/Liminalität: Zwischenzustand oder auch Transformationsphase
3. Reintegration: Wiedereingliederung

Diese Dreigliederung bietet sich meiner Meinung nach bei der Gestaltung und Durchführung von Ritualen immer an, unabhängig von Anlass, Umfang und Länge des geplanten Rituals. Für die Praxis bedeutet das, dass ich bei der Planung eines Rituals immer diese drei Schritte im Kopf habe. Im ersten Schritt geht es um das Loslösen, aber auch um das Ansteigen der Energie. Der erste Schritt ist also der Einstieg in das Ritual. Im zweiten Schritt passiert mit der Transformation der Hauptakt des Rituals. Die Energie erreicht hier ihren Höhepunkt. Der dritte Schritt eignet sich für einen guten Abschluss des Rituals, die Energie nimmt wieder ab. Was bedeutet das jetzt für die Durchführung eines Rituals? Wie lässt sich diese Dreigliederung praktisch umsetzen?

Gehen wir für ein praktisches Beispiel von einer Plazentabestattung aus, dann könnte im ersten Teil des Rituals das Loch in der Erde ausgehoben werden. Eventuell kann das auch schon vorab erledigt werden. Jedenfalls bietet es sich immer an, einen aktiven Anfangspunkt zu setzen. Alle beteiligten Menschen versammeln sich am Ritualplatz, es kann geräuchert oder/und ein Feuer entzündet werden. Dann ist es wichtig, die Intention zu formulieren. Worum geht es im geplanten Ritual? Was soll geschehen? Diese Worte der Intention laut auszusprechen, fokussiert die Aufmerksamkeit der anwesenden Personen. Passende Lieder bereichern ein Ritual immer und stimmen alle Beteiligten auf das kommende Geschehen ein. Auch das Schmücken der Plazenta kann nun geschehen, falls das nicht bereits vorab erledigt wurde. Vielleicht haben die Eltern, Großeltern oder auch ältere Geschwisterkinder Lust, die Plazenta gemeinsam mit Blumen oder Kräutern zu schmücken. Dabei kann jeder Worte des Dankes und der Anerkennung aussprechen. Der Höhepunkt des Rituals ist die Übergabe der Plazenta an die Erde. Das ist der zweite Schritt im Ritual. Auch dabei kann gesungen, gerasselt oder getrommelt werden. Der dritte Teil des Rituals kann dafür verwendet werden, die Plazenta mit Erde zu bedecken und das Loch zuzuschaufeln. Genauso wichtig wie das Setzen eines bewussten Anfangspunktes, ist auch ein „runder" Abschluss. Vielleicht wollen sich alle Beteiligten für einen Moment an den Händen fassen, eine Minute der Stille einlegen oder ein Abschlusslied singen.

Egal wie groß, umfangreich, lang oder auch kurz das Ritual geplant ist, die genannte Dreigliederung bietet sich - wie gesagt - immer an, da sie eine gute Struktur vorgibt. Das bedeutet, dass sich die genannten drei Teile unabhängig davon, ob die Plazenta im großen Familien- und Freundeskreis verabschiedet wird oder die Mutter sich dazu entschließt, das Plazentaritual alleine durchzuführen, immer anpassen lassen. Es soll eine ganz kleine und intime Handlung ohne viel Aufsehen sein? Kein Problem! Schritt 1: Eine Kerze entzünden, Schritt 2: Übergabe der Plazenta an die Erde, Schritt 3: Kerze auspusten! Du kannst mit Räucherung und Trommel gar nichts anfangen? Macht nichts! Nimm dir einfach ausreichend Zeit, geh in dich und übergib die Nachgeburt auf die Art und Weise an die Erde, die dir am ehesten entspricht.

Jede Familie ist unterschiedlich, jede Geburt ist anders verlaufen und jede Frau hat andere Vorstellungen, Wünsche und Bedürfnisse. Es darf und soll so zelebriert werden, wie jede und jeder es stimmig empfindet. Es ist deine Plazenta (bzw. die deines Kindes) und du entscheidest, was damit passiert und wie es passiert. Es muss für dich stimmig sein und deinem Wesen entsprechen.

Vor der Durchführung von Ritualen - welcher Art auch immer - ist es notwendig, sich über einige Dinge Klarheit zu verschaffen:

Wo soll das Ritual abgehalten werden?

Wer soll dabei sein?

Wann soll das Ritual stattfinden?

Was wird dafür benötigt?

Wer soll das Ritual leiten?

Gerade die letzte Frage ist im Zusammenhang mit Plazentaritualen sehr bedeutsam. Es gab und gibt immer und überall Menschen, die sich zu Spezialistinnen und Spezialisten in einem Bereich entwickelt haben. So ist es auch bei der Durchführung von Ritualen. Professionelle Ritualleiterinnen und -leiter verfügen über einen großen Erfahrungsschatz und wissen, worauf es bei der Organisation und Durchführung von Ritualen ankommt. Das kann ausgesprochen hilfreich sein, vor allem, wenn man sich selbst diese Aufgabe nicht zutraut oder sich ganz einfach nicht mit der Planung belasten will. Ich möchte aber alle Menschen ermutigen, in die Selbstverantwortung zu gehen und eigenverantwortlich zu handeln. Hinspüren, was kommt. Ideen sammeln. Vielleicht auch wieder verwerfen. Was darf Gestalt annehmen? Wohin soll die Reise gehen? Was möchte ich wirklich? Gerade der Bereich der Plazentarituale ist sehr sensibel und bedarf von allen Beteiligten Achtsamkeit und Einfühlungsvermögen. Nicht jeder Ritualleiter/jede Ritualleiterin wird für diese Art der Ritualarbeit offen sein. Wenn die Verabschiedung der Plazenta nicht im größeren Rahmen eines Willkommensfestes oder Ähnlichem stattfindet, hat sich ein kleiner und intimer Rahmen bewährt.

Wenn du dich detaillierter über Rituale rund um die Geburt informieren möchtest und zahlreiche Informationen und praktische Tipps zur Planung und Durchführung diverser Rituale bis hin zu Vorschlägen zur Ritualanleitung erhalten möchtest, lege ich dir mein Buch „Lebensreise - Lebenskreise. Rituale und Bräuche rund um die Geburt“ (siehe Literaturverzeichnis) ans Herz, das ich gemeinsam mit meiner lieben Freundin Marion Strohmaier geschrieben habe.

Worum geht es eigentlich beim Plazentaritual? Allen Menschen, die sich für ein Plazentaritual in der einen oder anderen Form entscheiden, ist eigen, dass sie sich für einen respektvollen und achtsamen Umgang mit der Nachgeburt entschieden haben. Sie erkennen die Bedeutung und den Wert der Plazenta für ihr Kind an und möchten diesem wunderbaren Organ Anerkennung und Respekt entgegenbringen. Ein Ritual zur Verabschiedung der Plazenta beinhaltet demnach einen Aspekt der Rückschau. Was bedeutet mir dieses Organ, dieser Teil meines Kindes? Meist kommen tiefe Gefühle der Dankbarkeit in Zusammenhang mit den Aufgaben, die die Plazenta für das Kind übernommen hat, hoch. Ohne das einwandfreie Funktionieren der Plazenta, wäre dieses Kind jetzt nicht am Leben. Dieser Dankbarkeit kann in der einen oder anderen Form Ausdruck verliehen werden. Mutter und Vater können laut oder leise ihre Worte der Dankbarkeit an die Plazenta richten, bevor diese endgültig verabschiedet wird. Vor allem für die Mutter ist das Thema Plazenta wahrscheinlich sehr emotional besetzt. Das Verabschieden der Plazenta ist manchmal auch ein ganz bewusster letzter Schritt der Trennung, ein Loslassen der Geburtserfahrung. Daher darf es uns nicht verwundern, wenn Frauen darüber berichten, dass ihre Plazenta oft monatelang, manchmal sogar jahrelang im Tiefkühlfach darauf wartet, ihre letzte Ruhestätte zu finden. Manchmal ist das Loslassen schwer. Aber irgendwann kommt für jede Frau der Zeitpunkt, an dem sie merkt, dass sie jetzt bereit für diesen Schritt ist und es nun an der Zeit ist, die Plazenta zu verabschieden. Wenn das Kind dann bereits schon etwas älter ist und ein Verständnis dafür entwickeln konnte, was da jetzt vor sich geht, kann es unglaublich berührend sein, wenn das Kind selbst diesen einen Schritt macht und die eigene Plazenta der Erde oder dem Feuer übergibt. Was für ein Segen, das Kind dabei beobachten zu dürfen!

Dankbarkeit kann in diesem Zusammenhang auch dem Leben selbst gegenüber ausgedrückt werden, dafür, dass die Geburt gut verlaufen ist, für das Kind, das man in der Familie begrüßen durfte. Der Respekt und die Achtung gegenüber der Plazenta können beispielsweise durch Blumenschmuck, durch Kräuter oder andere Naturmaterialen wie Steine, Schneckenhäuser oder Federn ausgedrückt werden, mit denen die Nachgeburt verziert wird, bevor sie endgültig verabschiedet wird.

Die aktuell gängigen Plazentarituale lassen sich, wie bereits weiter oben im Text beschrieben, grob nach den vier Elementen einteilen. Die Plazentabestattung wird dem Element Erde zugeordnet. Das Verbrennen der Plazenta wird vom Feuer-Element bestimmt. Das Wasserelement kommt bei der Übergabe der Plazenta an ein fließendes Gewässer oder das Meer zum Tragen und das Trocknen der Plazenta betrifft das Element Luft. Am häufigsten ist in unseren Breiten wohl das Übergeben der Nachgeburt an die Erde anzutreffen, trotzdem soll auch ein kurzer Blick auf die anderen drei Formen geworfen werden. Vielleicht sind sie ja Inspiration für die eine oder andere Leserin!

Plazentabestattung

Der korrekte archäologisch-historische Begriff für die Plazentabestattung lautet: Nachgeburtsbestattung. Diese ist bei allen Völkern und zu allen Zeiten zu verfolgen, kann also als universell bezeichnet werden. Manchmal wird die Plazentabestattung auch als Erdweihe bezeichnet. Sie wurde, wie bereits beschrieben, auch in Europa durchgeführt und ist für Deutschland und Österreich durch archäologische Funde bestätigt. Da sowohl die römisch-katholische Kirche als auch die evangelische Kirche diesen Brauch als „heidnisch" bekämpfte, ist er allerdings nur sehr schwer literarisch nachzuweisen.

Mit der sorgfältigen Bestattung und Rückgabe der Nachgeburt an Mutter Erde sollte für ein gesundes Gedeihen des Kindes gesorgt werden. Nachdem das Wissen und die Bräuche rund um die Nachgeburt vor allem in Europa mit dem Anbruch der Neuzeit zunehmend verloren gegangen sind, haben sich doch einzelne Elemente über die Jahre erhalten, an die bewusste Eltern zunehmend wieder anzuknüpfen versuchen. Daraus entstehen ganz individuelle, persönliche Plazentabestattungen, die dem Bedürfnis eines respektvollen Umgangs mit der Nachgeburt entsprechen und auf die einzelnen Familien und deren Vorstellungen, Wünsche und Besonderheiten abgestimmt sind.

Eines dieser alten, überlieferten Elemente, die sich über die Jahre zumindest teilweise gehalten haben, ist der Brauch, einen Lebensbaum für das

Kind zu pflanzen. Noch zum Zeitpunkt meiner Geburt war es in der ländlichen Region, in der ich aufwuchs, nicht unüblich, für das Neugeborene einen Baum zu pflanzen. Auf die Bestattung der Plazenta unter dem Baum hat man damals freilich verzichtet. Dennoch ist es ein Brauch, der heute wieder vermehrt aufgegriffen wird und das Bestatten der Plazenta wird mit dem Pflanzen eines Baumes verbunden. Man geht davon aus, dass die Kraft der Plazenta in den Baum übergeht. Die Plazenta und der Baum. Eine lebenslange Verbindung. Das Wohlergehen des Kindes, eng verbunden mit dem Wohlergehen des Baumes. Ein Ort, an dem der Mensch in stürmischen Zeiten des Lebens zur Ruhe kommen kann, sich zurückziehen und zu sich selbst finden kann.

Welcher Baum für das Kind gepflanzt wurde, bestimmte früher das Geschlecht des Kindes. Für ein Mädchen wurde ein Birnbaum gepflanzt, für einen Jungen ein Apfelbaum. Welche Sorte es sein sollte, wurde der Lebenserfahrung und dem Wissen der Großmutter überlassen. Heute wird diese Zuordnung etwas weniger streng ausgelegt und jeglicher passend erscheinende Baum wird über die Plazenta gepflanzt. Eltern, die keinen eigenen Garten haben, begraben die Plazenten ihrer Kinder vielfach unter bereits ausgewachsenen Bäumen in einem Wald oder an einem anderen, für die Familie bedeutsamen oder symbolträchtigen Ort. Wird der Baum im Laufe der Zeit mit dem Kind immer wieder besucht, kann das Kind dessen Wachstum und Veränderung beobachten. Im Frühling sieht der Baum ganz anders aus, als im Herbst. Im Sommer wohnen vielleicht Vögel in dessen Zweigen und saftige Früchte fallen zu Boden. Im Winter sieht der Baum mit seinen kahlen Ästen beinahe „tot" aus, aber im nächsten Frühling erwacht er zu neuem Leben. Das Kind wird hoffentlich ein Gespür für die Natur, ihre Rhythmen und Veränderungen bekommen.

Das Pflanzen eines Lebensbaumes über der Plazenta ist übrigens auch aus Russland, Frankreich, Neuseeland und Nigeria überliefert.

Archäologischen Funden ist zu entnehmen, dass die Bestattung der Nachgeburt vielerorts in entsprechenden Tontöpfen erfolgte. Diese wurden speziell zu diesem Zweck angefertigt und wurden nicht anderweitig verwendet. Oftmals waren sie vielfältig verziert. Auch heute kommt es immer wieder vor, dass Familien Tontöpfe anfertigen oder anfertigen lassen, um darin die Nachgeburt zu bestatten. Eine wundervolle Tradition! Aber auch ohne Tontopf kann die Übergabe der Plazenta an die Erde liebevoll gestaltet werden. Ein weiches Bett aus frisch gepflückten Blumen, Gräsern und Kräutern bietet der Plazenta eine wundervolle letzte Ruhestätte und sieht bezaubernd aus. Es kann eine große Freude sein, die Plazenta mit den Blüten zu schmücken und zu ehren. Auch ein (selbst)genähter Beutel aus Stoff kann wunderbare Dienste leisten und bietet sich vor allem dann an, wenn auch Freunde und Familienmitglieder bei der Übergabe der Plazenta an die Erde anwesend sind, denen der Blick auf dieses intime Stück Fleisch verwehrt oder nicht zugemutet werden soll. Dieser Beutel kann aus einem bestimmten Stoff genäht sein, eine besondere Farbe haben oder mit Symbolen und/oder dem Namen des Kindes bestickt sein. Je nachdem, welche Vorlieben und Neigungen die entsprechende Familie hat, können also unterschiedliche Elemente zur sogenannten Erdweihe hinzugezogen werden.

Kleiner Tipp am Rande: Nach der Beerdigung der Plazenta bietet es sich an, einen etwas größeren, schwereren Stein (im eigenen Garten darf er gerne entsprechend verziert werden) über die betreffende Erdstelle zu legen. Damit kann verhindert werden, dass ein Tier die Witterung der Plazenta aufnimmt und diese wieder ausgebuddelt und verspeist wird.

Ob mit oder ohne Baum, ob mit oder ohne Tontopf, die Bestattung der Nachgeburt hat eine tiefgreifende Symbolik. Wird die Plazenta der Erde übergeben, so schließt sich ein Kreis. Mutter Erde erschafft Leben und nimmt es wieder auf, wenn dessen Zeit abgelaufen ist. Aus ihrem weichen Schoß kommt alles hervor und zu ihr kehrt alles zurück. Menschen, Tiere und Pflanzen. Der ewige Kreislauf des Lebens und Sterbens.

Lebensfeuer

Weniger weit verbreitet wie die Bestattung der Nachgeburt ist die Übergabe der Plazenta an ein loderndes Feuer. Selbstverständlich lässt sich das Verbrennen der Plazenta aber ganz wunderbar in ein Ritual integrieren. Zu beachten ist hierbei lediglich, dass der Verbrennungsvorgang eine gewisse Zeit in Anspruch nimmt. Je nach Art und Hitze des Feuers, kann es schon ein Weilchen dauern, bis aus dem feuchten Stück Fleisch ein kleiner Haufen Asche geworden ist. Nimmt man sich aber genug Zeit, ist auch das Verbrennen eine ganz wunderbare Art, sich von der Plazenta zu verabschieden und sie in den Kreislauf des Lebens, Werdens und Vergehens zurück zu geben. Ein rituelles Feuer kann in einer Feuerstelle oder aber auch in einem Feuerkorb entzündet werden. Getrocknete Kräuter, die ins Feuer gegeben werden, verbreiten einen angenehmen Geruch, können aber auch - je nach Auswahl der Kräuter - beispielsweise reinigend wirken. Salbei oder Beifuß eignen sich gut dafür. Die Plazenta kann ebenso wie bei der Erdweihe geschmückt werden oder in einem Stoffbeutel dem Feuer übergeben werden. Auch eine Holzschale oder ein besonders schönes Stück Rinde eignen sich als Unterlage. Wichtig ist, dass keine Substanzen verbrannt werden, die dabei Giftstoffe an die Umwelt abgeben könnten.

Ist die Plazenta vollständig verbrannt und das Feuer erloschen, kann die erkaltete Asche eingesammelt werden. Vielleicht besteht das Bedürfnis, die Asche in einem besonderen Gefäß, einem für diesen Zweck gestaltetem Tongefäß, einem hübschen Glas (mit Deckel!) oder einer schönen Flasche aufzubewahren. Die Asche eignet sich aber auch dafür, an einem besonderen Ort verstreut zu werden, einem fließenden Gewässer übergeben zu werden oder einfach an Ort und Stelle liegen zu bleiben und dem Wind und dem Regen die Arbeit des Verteilens zu überlassen.

Wasser des Lebens

In vielen Teilen der Erde wird die Nachgeburt dem Wasser übergeben. Vor allem in Gegenden mit Meerzugang scheint diese Art der Verabschiedung der Plazenta eine bedeutende Rolle zu spielen.

Im mitteleuropäischen Bereich ist die Übergabe an das Wasser nicht von tragender Bedeutung. Es wird allerdings vereinzelt davon berichtet, dass die Nachgeburten beziehungsweise manchmal auch nur die Nabelschnüre einem fließenden Gewässer übergeben wurden. Unsere aktuellen Lebensbedingungen mit der damit einhergehenden Verbauung und Regulierung der größeren Flüsse, macht die Übergabe der Nachgeburt an einen Fluss für mich persönlich nicht unbedingt besonders sympathisch. Die Vorstellung, dass ich die Plazenta ins Wasser werfe und drei Flussbiegungen später bleibt das Ding im Gitter einer Wehranlage hängen, scheint mir nicht sonderlich erstrebenswert. Dennoch kann es natürlich sein, dass es für eine Familie absolut passend erscheint, die Nachgeburt einem Fluss zu übergeben. Wenn dafür eine geeignete Stelle gefunden ist, kann auch daraus ein wunderbares Ritual gestaltet werden. Das Schmücken der Nachgeburt mit Blumen und Kräutern bietet sich auch hier an und ich kann mir vorstellen, dass es ein berührender und schöner Anblick ist, der Plazenta hinterher zu sehen, wenn sie über die Wellen gleitend langsam verschwindet, während sie ihre letzte Reise antritt.

Luft und Liebe

Dem Element Luft entsprechend kann die Nachgeburt auch getrocknet werden. Traditionell wird sie dabei beispielsweise an einem Baum fixiert und den Elementen beziehungsweise der Natur übergeben und von Vögeln verspeist. Dieses Vorgehen ist in der heutigen Zeit und in unseren Breitengraden nicht empfehlenswert. Neugierige Nachbarn stellen womöglich unangenehme Fragen. Das Trocknen im Backofen stellt eine gute Alternative dar. Ein spezielles Ritual, welches dieses Trocknen begleitet, bietet sich aufgrund der langen Trocknungszeit aber nicht unbedingt an. Was vorstellbar ist, ist ein kleines Ritual am Beginn des Trocknungsvorganges abzuhalten und auch das Ende des Prozesses mit einem Ritual zu begleiten. Die getrocknete Plazenta kann auf unterschiedliche Weise verwendet werden. Möchte man sie langfristig aufbewahren, sind ein hübsches Tongefäß oder eine kleine Holzkiste empfehlenswert. Auch ein Stoffbeutel bietet sich zur Aufbewahrung an.

Plazenta als Heilmittel

Die menschliche Nachgeburt hat heute vor allem in Form von Nabelschnurblut und Stammzellenforschung Einzug in das Bewusstsein der meisten Eltern gehalten, wenn es um Heilmittel in Zusammenhang mit der Plazenta geht. Dass die Plazenta schon seit geraumer Zeit als Heilmittel Anwendung findet, ist eine Tatsache, die vielerorts in Vergessenheit geraten ist. Dabei wussten viele unserer Großmütter und Urgroßmütter über die vielfältigen Heilwirkungen der Plazenta noch Bescheid und kannten wahrscheinlich das eine oder andere Rezept für Hausmittel noch, die aus der Plazenta hergestellt wurden. Auch im pharmazeutischen und homöopathischen Bereich finden Plazentamittel seit jeher Anwendung.

Bis weit ins 20. Jahrhundert hinein war es durchaus üblich, dass die Hebamme oder das Krankenhaus die Plazenta des Neugeborenen an eine Apotheke verkauft hat. Dort wurden daraus Heilmittel hergestellt, die dann ganz regulär in der Apotheke erworben werden konnten. Mit der Einführung neuer Gesetze zur Medikamentensicherheit darf eine Apotheke Heilmittel nachdem sie auf Reinheit, Sauberkeit und Haltbarkeit überprüft wurden, nur mehr auf Verordnung an Patienten weitergeben. Therapeutinnen/Therapeuten, Hebammen, Ärztinnen und Ärzte dürfen Plazentamittel zwar verordnen, nicht aber an ihre Patientinnen und Patienten direkt abgeben. Dieser Vorgang soll sicherstellen, dass die Medikamenteneinnahme ungefährlich ist.

Die Plazenta gehört zu den Organpräparaten, die oftmals als unsauber verpönt sind. Allerdings ist mit zunehmendem Interesse an alternativen Heilmethoden und Naturheilverfahren auch eine vermehrte Wiederbelebung von alten Hausmitteln zu beobachten. Plazentaheilmittel, die von der Person genutzt werden, der die Plazenta gehört, sind vom Verdacht des Unreinseins befreit. Fremde Krankheitserreger können bei hygienischer und fachgerechter Verarbeitung die Plazentamedizin nicht verunreinigen und ihre Zusammensetzung ist genau auf den individuellen Gesundheitszustand abgestimmt, also genau an die Bedürfnisse des jeweiligen Kindes angepasst. Außerdem können Plazentamittel gut mit anderen Medikamenten und Heilverfahren kombiniert werden. Plazentamittel können selbst hergestellt werden oder zur fachgerechten Verarbeitung in eine Apotheke gebracht werden. Heute bieten aber nicht alle Apotheken dieses Angebot an. Eltern, die sich für diese Art der Plazentaverarbeitung interessieren, sollten sich daher schon früh, d.h. bereits während der Schwangerschaft, informieren. Als Familienheilmittel können Plazentamittel ein wahrer Schatz sein, die vielfältige pflegende und heilende Funktionen übernehmen können.

Anwendungsmöglichkeiten

Die Anwendungsmöglichkeiten der unterschiedlichen Heilmittel, die aus der Plazenta gewonnen werden können, sind vielfältig. In der Kinderheilkunde werden Plazentaheilmittel zur Entschärfung beziehungsweise auch Vorbeugung von Stress (z.B. Familienfeierlichkeiten), bei Bauchschmerzen, Blähungen und Koliken, bei akuten Erkrankungen der Atemwege, Erkältungen, Kinderkrankheiten(z.B. Keuchhusten) und Hauterkrankungen eingesetzt. Auch zur Unterstützung der allgemeinen Entwicklung bei einer Frühgeburt finden Plazentaheilmittel vor allem in Form von homöopathischen Heilmitteln Verwendung.

Auch die Mutter profitiert in vielfältiger Weise vom Einsatz der Plazenta als Heilmittel. In der Frauenheilkunde wird über die Verwendung zur Steigerung der Milchproduktion, zur Anreicherung der Muttermilch (z.B. bei einem Wachstumsschub des Kindes), bei Zyklusstörungen, schmerzhafter Periode und Wechseljahrbeschwerden berichtet. Außerdem kann die Rückbildung der Gebärmutter nach der Geburt gefördert werden, ebenso die Rückbildung von eventuell vorhandenen Myomen.

Allgemeine Verwendung finden Plazentaheilmittel bei akuten Erkrankungen der Atemwege, aber auch bei Mittelohrentzündungen, beginnenden Erkältungen, Hauterkrankungen wie Akne, Psoriasis, Neurodermitis, bei chronischen Entzündungen und Migräne.

Über die erfolgreiche Anwendung von Heilmitteln aus der Plazenta wird auch aus dem geriatrischen Bereich und der Augenheilkunde berichtet.

In der Allgemeinmedizin wird den Wirkstoffen der Plazenta ein positiver Effekt bei Herz- und Gefäßerkrankungen, Haarausfall und Erkrankungen der Haut zugesprochen.

Das Wissen rund um die Heilwirkung der Plazenta stützt sich vorwiegend auf die Erfahrung von Hebammen, Müttern und naturheilkundlich arbeitenden Ärztinnen und Ärzten. Wissenschaftlich fundierte Belege für die Wirksamkeit stehen zum Großteil noch aus. Nur wenige Anwendungsmöglichkeiten sind gut dokumentiert.

Vermutlich ist viel Wissen um die Heilwirkung der Plazenta und die Herstellung und Anwendung der entsprechenden Heilmittel in Europa mit der Christianisierung verloren gegangen. Es ist an der Zeit, dieses alte Wissen wieder zum Leben zu erwecken und für Interessierte zugänglich zu machen.

Einflussfaktoren auf die Heilkraft

Die Wirksamkeit eines Plazentaheilmittels wird durch vielfältige Faktoren bestimmt. So ist beispielsweise entscheidend, wie die Schwangerschaft verlaufen ist. Das Zusammenspiel von mütterlichen und kindlichen Hormonen entscheidet über die Heilkraft der reifen Plazenta. So hat die emotionale Verfassung und die Ernährungsweise der Schwangeren Einfluss auf die Funktion der Plazenta. Auf der rauen Seite der Plazenta sind die Wirkstoffe enthalten, die von der Mutter zum Kind übergehen. Die glatte Seite speichert Stoffe, die den mütterlichen Organismus zur Nahrungsfreigabe und Blutdruckregulierung animieren. Eine Frau, deren Blutdruck während der Schwangerschaft von den kindlichen Botenstoffen in der Plazenta gesteigert wurde, wird auch eine Plazenta gebären, die ebenfalls blutdrucksteigernde Wirkungsmerkmale aufweist. Auch der Geburtsverlauf wird Auswirkungen auf die in der Plazenta enthaltenen Wirkstoffe und Hormone haben. Konnten die Plazentagefäße sich nach der Geburt schließen und die für ihre Wirksamkeit bedeutenden Stoffe behalten oder sind sie ausgeblutet? Hatte das Kind eine anstrengende Geburt, die viel Adrenalin in der Plazenta hinterlassen hat? Dann wird auch das Plazentamittel eine aufputschende Wirkung haben. Eine leichte, einfache Geburt lässt viele Sexualhormone in der Plazenta zurück und starke Wehenschmerzen eine große Menge an Endorphinen. Wissenschaftliche Untersuchungen über Veränderungen im Plazentagewebe existieren nicht, aber die Beobachtungen von Frauen und Hebammen lassen einen deutlichen Zusammenhang erkennen.

Medikamente, die in der Schwangerschaft eingenommen oder während der Geburt verabreicht wurden (so z.B. auch synthetisch hergestelltes Oxytocin zur Wehenförderung), finden sich in der Plazenta wieder, ebenso Nikotinrückstände bei rauchenden Schwangeren. Narkosemittel, Drogen und Schmerzmittel verändern das Plazentagewebe und machen es als Heilmittel unbrauchbar. So wird Kaiserschnittmüttern von der Verarbeitung ihrer Plazenta zu Heilmitteln abgeraten. Auch die Plazenten von Frauen, die während der Schwangerschaft geraucht haben, eignen sich nicht zur Verwendung als Heilmittel, da die Plazenta eine hohe Cadmiumbelastung aufweist.

Zur Gewinnung von Heilmitteln aus der Plazenta ist auch der Zeitpunkt der Durchtrennung der Nabelschnur von Bedeutung. Wurde die Nabelschnur erst durchtrennt, als das Kind einen selbstständigen Atemrhythmus gefunden hatte, hatte auch die Plazenta genügend Zeit, um ihre Gefäße zu verschließen und wertvolle Inhaltsstoffe konnten erhalten werden.

Unterschiedliche Wirkung haben Plazentamittel auch, wenn sie bei der ersten, zweiten oder mehrfachen Geburt einer Mutter gewonnen werden. Erstgeborene Babys haben eine vergleichsweise größere Plazenta, der Cortisolspiegel ist signifikant höher (gut für entzündliche Krankheiten der Haut, Rheuma, Fieber, Harnwegserkrankungen und Allergien) und auch Östrogen- und Prolaktingehalt sind deutlich höher. Das Geschlecht des Kindes spielt ebenfalls eine Rolle, da eine andere Hormonkomposition gespeichert wird. Die Plazenta männlicher Neugeborener wirkt stärker auf die Schilddrüse und die Nebennierenrinde, die von weiblichen Neugeborenen regen besonders die Milchbildung der Mutter an und eignen sich zur Heilung von Hautwunden und Alterserscheinungen.

Die Plazenta von zu früh geborenen Kindern weist ebenfalls spezifische Wirkungsmerkmale auf. Wissenschaftliche Daten über die Plazenta aus dem zweiten Schwangerschaftsdrittel und deren Wirkungsweise als Heilmittel stehen noch aus, aber es konnte beobachtet werden, dass Eltern von Frühgeborenen durch die Verabreichung von homöopathischen Plazenta-Globulis aus der eigenen, zu früh geborenen Plazenta, bis zum eigentlich vorgesehenen Geburtstermin, die selbstständige Atemtätigkeit unterstützen konnten. Nach dem ursprünglichen Geburtstermin können dann Globulis aus einer reifen (Geschwister-) Plazenta verabreicht werden, um das Aufholen versäumter Reifungsmerkmale zu unterstützen.

Homöopathische Plazentamittel

Verarbeitet zu homöopathischen Heilmitteln kann die Plazenta auch lange nach der Geburt zur Linderung von zahlreichen Beschwerden bei Mutter und Kind verwendet werden. In der Praxis hat sich diese Form homöopathischer Arzneimittel beispielsweise bei Erkältungskrankheiten, Zahnungsbeschwerden, Hauterkrankungen, Blähungen und Koliken, Soor, aber auch bei Zyklusschwankungen der Mutter und zur Stressregulierung bewährt. Die Gabe der Plazentamittel wirkt regulierend auf den gesamten Organismus und ist gut mit anderen (homöopathischen) Mitteln kombinierbar.

Neben der Urtinktur, die die unverdünnte, nicht potenzierte Basis darstellt, sind homöopathische Mittel auch als Dilution (= in Wasser oder Alkohol verdünnte und potenzierte Form des Wirkstoffs) oder in der weit verbreiteten Form von Globuli (= Streukügelchen) erhältlich. Im Fall der Verarbeitung der Plazenta zu einem homöopathischen Heilmittel spricht man von sogenannten Auto-Nosoden. Das bedeutet, dass das Ausgangsmaterial für das Heilmittel vom Patienten/von der Patientin selbst stammt.

Vorteilhaft für die Familie ist die Verarbeitung der Plazenta zu Globuli vor allem auch wegen der leichten Handhabung und einfachen Anwendbarkeit.

Zur Herstellung dieser Arzneimittel wird einfach kurz nach der Geburt ein etwa haselnussgroßes Stück der Plazenta entnommen, in ein Fläschchen mit Glycerin eingelegt und zur Apotheke gebracht. Etwa zehn Tage später kann die fertige Arznei in der gewünschten Potenz abgeholt werden.

Achtung: Nicht jede Apotheke übernimmt die Herstellung homöopathischer Plazentamittel. Ziehst du diese Vorgehensweise in Betracht, dann informiere dich bereits in der Schwangerschaft darüber, welche Apotheke in deiner Nähe diesen Service anbietet!

Alte Haus- und Heilmittel

Verwendung der rohen Plazenta

Die Einnahme der rohen Plazenta direkt nach der Geburt und in den ersten Tagen des Wochenbetts soll die Milchbildung und die Rückbildung der Gebärmutter fördern und postpartalen Verstimmungen vorbeugen. Die Regeneration der Mutter wird bestmöglich unterstützt. Manche Frauen essen kleine Teile der Plazenta pur, andere bevorzugen die Weiterverarbeitung zu einem schmackhaften Plazentacocktail (Rezept im Kapitel „Das Essen der Plazenta") oder einem anderen nahrhaften Gericht.

Die rohe Plazenta eignet sich auch ganz wunderbar zur Unterstützung der Wundheilung. Dazu wird die Plazenta tiefgekühlt. Bei Bedarf (beispielsweise bei leichten Verbrennungen, Sonnenbrand oder anderen Irritationen der Haut) kann dann eine dünne Scheibe abgeschnitten und auf die betroffene Hautstelle aufgelegt werden. Auch wunde Brustwarzen freuen sich über eine wohltuende Plazenta-Auflage und die nächste Stillmahlzeit kann schmerzfrei und freudig erlebt werden.

Plazentapulver

Um diverse Heilmittel aus der Plazenta herstellen zu können, bietet es sich an, die Plazenta erstmals haltbar zu machen und zu einem Pulver zu verarbeiten. Wie der Trocknungsprozess genau funktioniert, ist im Kapitel „Plazentaverarbeitung" ausführlich beschrieben. Um ein Pulver zu bekommen, wird die zuvor getrocknete Plazenta, die nun ganz hart und spröde ist, weiterverarbeitet. Je nach gewünschter Konsistenz eignet sich eine Küchenreibe, besser aber noch ein Mörser, um die Plazenta zu zerkleinern. Je feiner das gewonnene Pulver ist, desto angenehmer und besser lässt es sich anschießend verarbeiten. Cornelia Enning meint in ihrem Buch „Heilmittel aus Plazenta" übrigens, dass das so gewonnene Pulver etwa drei Jahre haltbar sein sollte. Solltest du dennoch feststellen, dass sich ein unangenehmer Geruch bemerkbar macht, kannst du davon ausgehen, dass du womöglich nicht ganz sauber gearbeitet hast und Keime in das Pulver eingedrungen sind. Sicherheitshalber ist von einer weiteren Verwendung abzuraten.

Plazentasalbe

100ml Trägeröl z.B. Mandelöl

1 TL Plazentapulver

10g Bienenwachs

Das Öl in einem Topf erwärmen, das Pulver hinzufügen und alles bei sehr geringer Temperatur etwa zwanzig Minuten ziehen lassen. Bienenwachs dazugeben und schmelzen lassen. Dann alles in ein kleines Glas mit Schraubverschluss füllen und kühl und trocken aufbewahren. Im Kühlschrank ist die Salbe etwa sechs Monate haltbar. Unsauberes Arbeiten oder die Entnahme von Salbe mit unreinen Fingern, kann die Haltbarkeit wesentlich verkürzen!

Hinweis: Zur Herstellung von Heilmitteln sollten - wie eigentlich auch im täglichen Leben - unbedingt immer hochwertige biologische Produkte verwendet werden. Es zahlt sich aus, in ein etwas teureres Öl zu investieren und dafür mit hoher Wahrscheinlichkeit ein hochwertigeres Produkt zu erhalten, das möglichst frei von Schadstoffen ist und den Körper beim Heilprozess optimal unterstützen kann.

Plazentaessenz

Ähnlich wie die Herstellung von Blüten- oder Kräuteressenzen funktioniert auch die Herstellung von Plazentaessenz. Anstelle der üblichen Pflanzenteile verwendest du ein Stück der Plazenta. Ein etwa daumennagelgroßes Stück sollte ausreichend sein. Das Plazentastück wird mit Salzwasser gründlich gereinigt und in ein sauberes und dunkles Glas gelegt. Dann wird mit hochprozentigem Alkohol aufgegossen. Die Flasche wird so abgedeckt, dass zwar Sauerstoffaustausch möglich ist, aber keine Tiere oder andere unerwünschte Verschmutzungen in das Glas gelangen können. Dann kannst du alles in die Sonne stellen und nach etwa 24 Stunden über ein Sieb gießen. Fülle die Essenz dann in eine sterile Flasche aus dunklem Glas um und verschließe sie gut.

Viele weitere spannende Rezepte für Heilmittel, aber auch zur Verarbeitung der Plazenta zu schmackhaften Mahlzeiten findest du im Buch „Heilmittel aus Plazenta" von Cornelia Enning (vgl. ENNING 2003).

Plazentaverarbeitung

Egal ob zu Zwecken der Heilung, für ein bestimmtes Ritual oder zur besseren Aufbewahrung: Es bietet sich an, dass die Plazenta nicht ewig in der warmen Küche vor sich hingammelt, sondern zeitgerecht verarbeitet und haltbar gemacht wird. Die reife Plazenta ist auch für Krankheitskeime, Schimmelpilze oder Insekten sehr verlockend und muss daher konserviert werden, wenn sie für längere Zeit aufbewahrt werden soll.

Zur Konservierung eignen sich folgende Methoden:

Mumifizierung

Nach ägyptischer Tradition wird die Plazenta getrocknet und sterilisiert. In Ländern des Südens ist es dafür ausreichend, die Plazenta vor fressfreudigen Tieren und Insekten geschützt, in die Sonne zu legen. Verfügst du nicht über die dafür notwendige Sonnenkraft in deinem Garten oder wird dein Baby im tiefsten Winter erwartet, dann kannst du dir die moderne Technik zunutze machen und den Backofen anheizen. Vorher wäschst du die Plazenta aber gut und trocknest sie ab. Die Eihäute und auch die Nabelschnur kannst du entfernen. Dann legst du die Plazenta für ungefähr eine Stunde bei etwa 70 Grad in den Backofen. Damit bist du aber leider noch lange nicht fertig! Gut Ding braucht Weile und die Plazenta braucht weitere eineinhalb bis zwei Tage im Backrohr, allerdings nur mehr bei 50 Grad. Am Beginn des Prozesses stellst du noch eine Schüssel mit Essigwasser in den Ofen. Der Essigdampf tötet innerhalb einer Stunde eventuell vorhandene Krankheitskeime und/oder Schimmelpilze. Keine Sorge, wenn sich die Farbe der Plazenta während des Trockenvorganges verändert. Sie wird sehr dunkel und auch die Konsistenz ändert sich. Sie wird sehr hart und kann in Stücke gebrochen oder gemörsert werden.

Die so getrocknete Plazenta hält bestimmt mehrere Jahre und kann problemlos auch zu Pulver verarbeitet werden und als Heilmittel dienen.

Kochen

In China (und auch in Mitteleuropa bis ins 17. Jahrhundert belegt) wird die Plazenta in Wasser gekocht und sowohl die Plazenta als auch der gewonnene Sud zur Herstellung verschiedener Heilmittel verwendet.

Tiefkühlung

Rohes, frisches Gewebe kann zu Heilzwecken verwendet werden, ist allerdings im Kühlschrank aufbewahrt nicht länger als maximal fünf Tage haltbar. Durch rechtzeitige Tiefkühlung zerfallen zwar die B-Vitamine, aber Hormone und andere Plazentawirkstoffe bleiben so erhalten. Zuvor wird die Plazenta in Salzwasser gewaschen und Blutreste werden entfernt. Die Nabelschnur und auch die Eihäute können abgetrennt und bei Bedarf anders verwendet werden.

Rohe, dünn geschnittene Plazentascheiben können später bei Bedarf aus dem Tiefkühlschrank geholt und vielfältig verwendet werden. Bei wunden Brustwarzen können Stücke davon aufgelegt werden, die schnell zur Linderung verhelfen. Auch zur Wundheilung von Rissen, Schnitt-, Schürf- und Brandwunden sind Plazentascheiben geeignet.

Weißt du im ersten Moment noch nicht so recht, was mit der Nachgeburt einmal passieren soll, dann eignet sich die Tiefkühlung, um Zeit zu gewinnen. Im Tiefkühlfach liegt die Plazenta sicher und geschützt und du kannst in Ruhe überlegen, was du einmal damit machen möchtest. Sämtliche Vorhaben, ob Plazentakunst, das spätere Verbrennen oder das Pflanzen eines Plazentabaumes, lassen sich mit einer tiefgekühlten Plazenta verwirklichen. Nur der rohe Verzehr der Plazenta ist nicht unbegrenzt möglich.

Lust auf Mutterkuchen?

Praktisch alle Säugetiere (außer Kamele), egal ob Fleisch- oder Pflanzenfresser, verspeisen unmittelbar nach der Geburt ihrer Jungen die Plazenta. Man sagt, dass dieses Verhalten Raubtiere abhalten soll, die sonst vom Geruch der Plazenta angelockt und dem Neugeborenen und der geschwächten Mutter gefährlich werden könnten.

Auch Menschenfrauen haben in der Vergangenheit immer wieder Teile der Plazenta zu sich genommen. Die Gründe dafür sind sehr unterschiedlich. So wird beispielsweise aus China berichtet, dass den wehenden Frauen Plazenta verabreicht wurde, um die Geburt zu beschleunigen. Das Essen der Plazenta wurde bereits 1556 aus Brasilien berichtet und auch in Russland soll das Essen der Plazenta kulturelle Gewohnheit gewesen sein, ebenso wie um 1900 im Sudan. Dort sollen die Männer die Plazenta roh verspeist haben, um ihre Jagdfähigkeiten zu steigern.

Doch möchte man Beispiele für Plazentophagie finden, wie das Verspeisen der Plazenta im Fachjargon genannt wird, muss man gar nicht so weit über den geografischen Tellerrand blicken. Auch in Europa ist das Essen der Plazenta historisch überliefert. Noch im 16. Jahrhundert war es im europäischen Raum üblich, ein Stück Plazenta in die erste Mahlzeit der Wöchnerin hineinzuschneiden. Damit sollte die Rückbildung der Gebärmutter vorangetrieben werden. Auch aus Italien wird berichtet, dass die Frauen zumindest Teile der Plazenta gegessen haben, um die Milchbildung zu steigern und starke Nachwehen zu verhindern. In Ungarn sollen die Frauen ihre Plazenten hingegen gegessen haben, um die Nachwehen zu verstärken. Aus der Steiermark und Teilen Italiens wird berichtet, dass das frische Plazentablut verwendet wurde, um Leberflecken und Narben zu entfernen.

Aktuell scheint das Interesse am Konsum der Plazenta wieder zuzunehmen. Mit dem wachsenden Bewusstsein über die vorgeburtliche Bedeutung der Plazenta für das Kind steigt auch das Interesse an der nachgeburtlichen Verwendung der Plazenta als Heilmittel. Eine Möglichkeit sich die positiven Eigenschaften der Plazenta zunutze zu machen, ist das Verspeisen der Plazenta. Nach der Geburt wird die Plazenta oder zumindest ein Teil der

Nachgeburt so verarbeitet, dass sie als Mahlzeit konsumiert werden kann. Das können gekochte Gerichte sind, wie beispielsweise Spaghetti mit Plazentasugo oder Plazentalasagne. Du kannst sie auch einfach wie ein Stück Fleisch würzen und anbraten. Wichtig ist, dass du eventuelle Verkalkungen, die Arterien und die Vene sowie die Eihäute wegschneidest. Manche Frauen essen die Plazenta unmittelbar nach der Geburt roh. Dafür reicht ein kleines Stück aus, das etwa so groß wie ein Daumennagel ist. Weniger mutige Frauen lassen sich unmittelbar nach der Geburt einen sogenannten Plazentacocktail zubereiten.

Plazentacocktail

1 Stück Plazenta (etwa daumennagelgroß)

1 Handvoll frische rote Früchte z.B. Erdbeeren, Himbeeren

0,5 Liter roter Frucht- oder Obstsaft z.B. Johannisbeere, Rote Rübe

Zubereitung: Aus der mütterlichen Seite der Plazenta wird ein Stück in der Größe eines Daumennagels entfernt und roh gemeinsam mit den roten Säften und Früchten zu einem Cocktail verarbeitet.

Denk bitte daran, dass du so kurz nach der Geburt wahrscheinlich wenig Interesse daran hast, selbst den Kochlöffel zu schwingen. Sprich vorab mit deiner Hebamme oder Doula, ob sie dir bei der Zubereitung einer Plazentaspeise oder eines Plazentacocktails behilflich sein können. Oder gib deinem Partner genaue Anweisungen, wie er dir so kurz nach der Geburt eine Freude bereiten und dich unterstützen kann. Wichtig ist, dass du vorab alle notwendigen Zutaten im Haus hast und alles gut organisiert ist. Schlüpft dein Baby um Mitternacht, wird es wahrscheinlich mehr als schwierig werden, hochwertige biologische Fruchtsäfte in roter Farbe an der Tankstelle um die Ecke zu bekommen.

Der Genuss eines solchen Plazentacocktails soll beispielsweise Wochenbettdepressionen vorbeugen, das Immunsystem stärken und die Mutter-Kind-Bindung fördern sowie die Milchbildung anregen und das Zusammenziehen der Gebärmutter unterstützen. Auch Nachgeburtsblutungen können durch die Einnahme von roher Plazenta gestoppt werden.

Hierbei handelt es sich allerdings, wie im Kapitel „Plazenta als Heilmittel" bereits angeführt, nicht um wissenschaftlich fundierte Erkenntnisse, sondern um Erfahrungswerte, die Frauen und Hebammen in jahrelangen Beobachtungen wahrgenommen und weitergegeben haben.

Die wissenschaftliche Studienlage zur Plazentophagie ist eher lau. Erst vor wenigen Jahren wurde eine Metaanalyse zum Thema veröffentlicht, in der 49 Studien aus den Jahren zwischen 1950 und 2014 berücksichtigt wurden, wobei ein Teil der Studien sich auf den Verzehr menschlicher Plazenten durch Tiere bezog. Demnach konnten keine wissenschaftlichen Belege für die Vorteile der Plazentophagie gefunden werden. Befürchtet werden hingegen sogar negative gesundheitliche Auswirkungen, wenn die Plazenta Bakterien, Viren, Schwermetalle und Umweltgifte enthält (vgl. CLARK et. al 2015).

In eine ähnliche Richtung weist ein Beitrag aus dem Jahr 2017, erschienen im American Journal of Obstetrics & Gynecology. Die Autoren weisen darauf hin, dass positive Auswirkungen auf den Gesundheitszustand von Mutter und/oder Kind durch den Verzehr der Plazenta wissenschaftlich nicht belegt sind. Aus medizinischer Sicht handle es sich bei der Plazenta um ein Abfallprodukt, das aus Sicht der Autoren nicht verzehrt werden sollte. Als Grund führen sie vor allem eine mögliche Belastung mit Schwermetallen an, die sich im Laufe der Schwangerschaft in der Plazenta ansammeln können (vgl. FARR et. al 2017).

Die Ärztin Sophia Johnson von der Friedrich-Schiller-Universität in Jena hingegen steht der Plazentophagie aufgeschlossen gegenüber. Ihre Studien haben gezeigt, dass die Plazenta über Inhaltsstoffe und Hormone verfügt, die sich positiv auf die Gesundheit von Mutter und Kind auswirken könnten. Sie rät jedoch vom Verzehr oder der Verarbeitung zu Heilmitteln ab, wenn das Plazentagewebe durch die Gabe von Antibiotika oder durch eine Vollnarkose (bei Kaiserschnitt) belastet ist oder eine bakterielle Infektion oder sonstige übertragbare Erkrankungen vorliegen.

Wie in allen anderen Lebensbereichen auch, ist hier Eigenverantwortung und Selbstermächtigung gefragt. Jede Frau muss für sich entscheiden, was sie mit den Informationen anfängt, die derzeit zur Verfügung stehen und welcher Weg der für sie richtige und stimmige ist. Solltest du dich für den Verzehr der Plazenta oder zumindest für den Verzehr von Teilen der Plazenta entscheiden, so ist jedoch wichtig, gewisse hygienische Grundregeln einzuhalten. Die Plazenta sollte im Idealfall möglichst frisch verzehrt werden. Mehrmaliges Tiefkühlen und Auftauen ist nicht angeraten. Ähnlich wie tierisches Fleisch ist die Plazenta natürlich nicht ewig haltbar und muss kühl gelagert werden. Eine hygienische Aufbewahrung und sauberes Arbeiten verhindern eine bakterielle Kontamination. Überlegenswert sind auch die Umstände der Schwangerschaft und Geburt, bevor man sich für oder gegen den Verzehr der Plazenta entscheidet. Unter Umständen können eine interventionsreiche Geburt, ein Kaiserschnitt oder aber auch Medikamente, die während der Schwangerschaft eingenommen wurden, die Beschaffenheit der Plazenta beeinträchtigen. Diesbezüglich scheiden sich die Geister und es gibt keine einheitlichen Empfehlungen. Manche Frauen entscheiden sich trotz Medikamenteneinnahme und/oder Narkose während der Geburt für den Verzehr der Plazenta, andere Frauen lehnen das in diesen speziellen Fällen ab.

Plazentakunst

Für all jene, die sich nicht so recht für die Verwendung der Plazenta als Heilmittel begeistern können, und auch nicht rituell arbeiten möchten, aber trotzdem den Wunsch verspüren, diesem „Baum des Lebens" Achtung und Respekt entgegen zu bringen, möchte ich die Plazentakunst ans Herz legen.

Unter „Plazentakunst" wird die künstlerische Verarbeitung der Nachgeburt zu kreativen Erinnerungsstücken verstanden. Das wachsende Bewusstsein für die Bedeutung und den Wert der menschlichen Plazenta hat dazu geführt, dass Mütter und mit ihnen arbeitende Frauen sich darüber Gedanken gemacht haben, wie man die Nachgeburt so haltbar machen und verarbeiten kann, dass individuelle Erinnerungsstücke daraus werden, die noch lange nach der Geburt die Verbundenheit und Wertschätzung zum Ausdruck bringen, die die Eltern diesem wunderbaren ersten Gefährten ihres Kindes entgegenbringen.

Magst du als werdende Mama nicht selbst Hand anlegen, dann bitte doch deine Hebamme oder Doula um Unterstützung. Ich bin mir sicher, dass sich jemand findet, der diese Aufgabe(n) gerne übernimmt!

Und solltest du Bedenken haben, dass du mit der Verarbeitung der Plazenta unmittelbar nach der Geburt überfordert sein könntest, so lass dir bitte sagen, dass dir die Plazenta einen mehr oder weniger langen Aufenthalt im Tiefkühlfach nicht übel nimmt. Gerade für diese künstlerischen Zwecke muss die Plazenta nicht frisch sein. Du musst sie nicht unmittelbar nach der Geburt verarbeiten, sondern kannst dir dafür ruhig mehrere Wochen oder Monate Zeit lassen. Ich hab auch schon von Plazenten gehört, die mehrere Jahre im Tiefkühlfach verbracht haben, bevor sie den Weg ans Tageslicht wieder gefunden haben.

Das Bild vom Baum

Eine einfache und leicht zu praktizierende Idee ist die Gestaltung eines Bildes mit dem Abdruck der Plazenta. Durch die weit verzweigten Blutgefäße auf der kindlichen Seite der Plazenta entsteht so der Eindruck eines Lebensbaumes für das Kind.

Gebraucht wird: Papier oder Leinwand

Acrylfarbe

Küchenrolle

Plazenta (und Nabelschnur)

Der Abdruck der Plazenta muss nicht unmittelbar nach der Geburt gemacht werden. Auch eine bereits eingefrorene und wieder aufgetaute Plazenta eignet sich noch gut, um wunderbare Erinnerungsstücke zu gestalten. In der Vorbereitungsphase wird entschieden, ob eine Leinwand vorbereitet wird oder ob die Bilder auf einfaches Zeichenpapier gedruckt werden. Der Vorteil von Zeichenpapier ist, dass in kurzer Zeit relativ viele unterschiedliche Bilder gestaltet werden können. Später kann man sich dann für eines entscheiden, das eingerahmt wird. Soll es die Leinwand sein, die bedruckt wird, kann im Vorfeld (vielleicht bereits in der Schwangerschaft) der Hintergrund farbig gestaltet werden. Wenn der Hintergrund ausreichend getrocknet ist, kann mit dem bunten Drucken begonnen werden. Eventuell wird der Abdruck auch ohne zusätzliche Farbe gemacht, denn das auf der Plazenta vorhandene Blut, lässt den Abdruck sehr natürlich und reduziert wirken. Zu bedenken ist allerdings, dass das Blut beim Trocknen einen eher braunen Farbton annimmt, der nicht sehr intensiv ist. Entscheidet man sich für Farbe, so wird die Plazenta in einem ersten Schritt von überschüssigem Blut befreit. Das funktioniert beispielsweise mit Küchenrolle sehr gut. Dann wird reichlich Farbe aufgetragen. Hier sind der Fantasie keine Grenzen gesetzt. Alles ist möglich. Auch mehrfärbige Abdrücke haben ihren ganz speziellen Reiz. Färbt man die Nabelschnur und ihre Verzweigungen auf der Plazenta in Brauntönen und das dazwischenliegende Fleisch in Grüntönen, so ergibt sich beim Abdrucken der Eindruck eines wundervollen Baumes mit einem braunen Stamm und einem grünen Blätterdach. Der heikle Moment im ganzen Prozess ist das Auflegen der Plazenta auf das Papier beziehungsweise die Leinwand. Hier ist etwas Mut und Entschlossenheit gefragt, um den Abdruck richtig zu platzieren.

Auch beim Abziehen der Plazenta und der Nabelschnur ist Vorsicht geboten, damit es nicht nachträglich zum Verrutschen kommt. Nach dem Abnehmen der Plazenta vom Untergrund zeigt sich, ob die richtige Menge Farbe verwendet wurde und der Abdruck „gelungen" ist. Im Grunde genommen kann hier aber nicht viel falsch gemacht werden, denn so einzigartig wie jedes Kind ist, so einzigartig ist auch jede Plazenta. Und das spiegelt sich auch im jeweiligen Abdruck wider. Manche Plazenten haben ganz außergewöhnliche Formen. Dies kann beim Abdrucken mit Farbe berücksichtigt und extra betont werden. So durfte ich einmal den wundervollen Abdruck einer herzförmigen Plazenta abnehmen. Ein ganz wunderbares Vergnügen!

Etwas mehr Können erfordert das Produzieren von Nabelschnuramuletten, Traumfängern oder Eihauttrommeln.

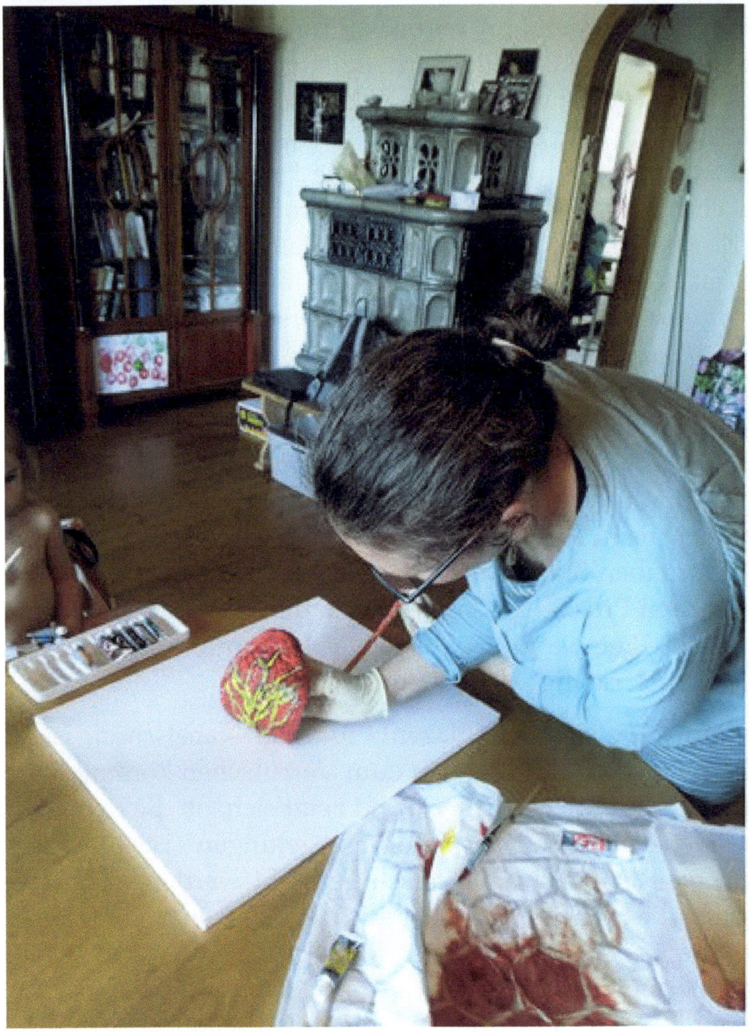

Plazentaabdruck, Quelle: Tanja Hampel

Nabelschnuramulett

Um ein Nabelschnuramulett anfertigen zu können, brauchst du eine Schere, Perlen, einen Backofen und passende Schnüre oder Ketten. Am besten wird alles auf eine Unterlage gelegt und die Nabelschnur von überschüssiger Flüssigkeit gesäubert. Bitte denk daran, dass du die Nabelschnur erst verarbeitest, wenn du sichergestellt hast, dass du nicht doch noch ein Plazentabild drucken willst, bei dem du die Nabelschnur brauchen würdest. Bist du bereit? Dann kann es losgehen! Such dir eine oder mehrere Perlen aus, die dir gefallen. Die richtige Größe ist entscheidend. Die Perle sollte nicht zu klein, darf aber auf keinem Fall zu groß sein, weil sie sonst nicht verarbeitet werden kann. Im Idealfall hast du mehrere Größen zur Auswahl. Schneide nun ein kleines Stück der Nabelschnur ab, je nach Perlengröße etwas 0,5 bis 1cm lang. Dann kommt der schwierige Teil. Die Nabelschnur besteht aus drei Adern. In eine dieser Öffnungen steckst du nun die Perle. Das kann manchmal ganz schön mühsam sein und erfordert eventuell eine Menge Geduld. Ist es geschafft, achte bitte darauf, dass das Loch der Perle von beiden Seiten frei ist. Es darf nicht von einem Teil der Nabelschnur verdeckt sein. Lege die Perle dann auf das vorbereitete Backblech. Verfahre weiter nach dieser Methode, bis du so viele Perlen produziert hast, dass du zufrieden bist - oder keine Nabelschnur mehr zur Verarbeitung vorhanden ist. Und dann ab mit den Teilen in den Ofen! Bei etwa 150 Grad Celsius werden die Perlen so lange gebacken, bis sie gut durchgetrocknet sind. Das kann durchaus einige Zeit in Anspruch nehmen. Dann kannst du die Perlen auf eine passende Schnur fädeln oder an eine Kette hängen. Bitte behalte im Auge, dass die Nabelschnurstücke nach dem Backen sehr hart sind und sich nicht mehr bewegen lassen. Wenn du also nicht darauf geachtet hast, dass die Löcher der Perlen frei geblieben sind, kann es mit dem Auffädeln auf die Kette schwierig werden. Eventuell kannst du mit einer Nadel oder einer Nagelschere nachhelfen, um das Loch freizulegen.

Bei einem meiner ersten diesbezüglichen Versuche machte ich übrigens den Fehler, die Perlen gleich auf ein Lederband zu fädeln und dieses „mit zu backen". Ich hatte nicht bedacht, dass sich die Nabelschnur so fest an das Lederband kleben würde, dass es danach unmöglich geworden war, die Perlen am Lederband zu verschieben.

Nabelschnuramulette eignen sich übrigens nicht nur für die Mutter, die auf diese Weise symbolisch diese einmalige Verbindung zwischen Mutter und Kind ins Leben mitttagen kann, sondern auch für den Vater, der so an dieser Verbindung teilhaben kann. Traditionell waren es übrigens auch immer die Kinder selbst, die oft ein Leben lang mit ihrer Nabelschnur in Verbindung geblieben sind. Die auf die eine oder andere Weise mitgetragene Nabelschnur (beziehungsweise von Teilen davon) sollte Schutz bewirken und Glück bringen. Vielleicht freuen sich aber auch die Großeltern über dieses besondere Geschenk, über das sie mit dieser nächsten Generation ihrer Nachfahren symbolisch in Verbindung treten können.

Bleibt nach der Verarbeitung der Nabelschnur noch ein Teil davon über, kann dieser selbstverständlich gemeinsam mit der Plazenta vergraben oder verbrannt werden. Ist das aus irgendeinem Grund nicht möglich oder unerwünscht, kann der Nabelschnurrest auch zu einer Spirale gerollt und mitgebacken werden. Dieser Nabelschnurrest wird dann ebenfalls dunkel und hart, verliert etwas an Volumen, behält aber die stabile Form der Spirale. So kann die Nabelschnurspirale beispielsweise in einer hübschen Holzschatulle als Erinnerungsstück aufbewahrt werden.

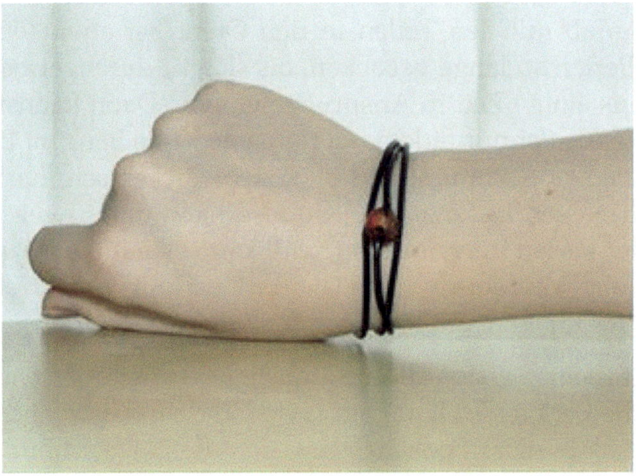

Schmuckstück mit Nabelschnurperle, Quelle: Familie Moser

Hättest du es gerne etwas eleganter und möchtest dich in der Schmuckproduktion lieber einem Profi anvertrauen, kannst du bei dem Goldschmied oder der Goldschmiedin deines Vertrauens nachfragen, ob er oder sie nicht einen Teil der Eihaut in einem Amulett oder einem Ring verarbeiten kann. Wunderschöne und lange haltbare Schmuckstücke sind so schon entstanden.

Traumfänger

Wahrscheinlich kennst du Traumfänger, die in diversen Shops erhältlich sind oder aus biegsamen Ästen selbst gebastelt werden können. Mit hübschen Federn verziert sollen sie die bösen Träume fernhalten. Diese verfangen sich im Netz und nur die guten Träume können zur schlafenden Person gelangen.

Aber wie sieht es mit einem Eihaut-Traumfänger aus? Hast du davon schon einmal gehört? Das Prinzip ist das gleiche, aber statt dem Netz verziert die Eihaut den Holzrahmen. Möchtest du einen Eihaut-Traumfänger selbst basteln, brauchst du einen passenden Rahmen und diverse Materialien zum Verzieren: Bänder, Federn, Muscheln, Perlen… und natürlich eine Eihaut!

Besorge dir eine Unterlage und entferne die Eihaut vorsichtig von der Plazenta. Du wirst feststellen, dass die Eihaut an einer Stelle gerissen ist. Dort ist dein Baby herausgekommen. Der Rest der Eihaut ist normalerweise aber noch intakt. Dort schneidest du dir ein Stück heraus, das von der Größe her passt, um den vorbereiteten Holzrahmen zu bespannen. Achte beim Besorgen des Rahmens darauf, dass er nicht zu groß ausfällt, denn die Eihaut ist nicht endlos. Wahrscheinlich wird dir außerdem auffallen, dass die Eihaut sich in zwei Schichten auseinanderziehen lässt. Welche davon du für das Bespannen des Holzrahmens verwendest, ist eigentlich egal. Den anderen Teil kannst du bei Bedarf zu einem anderen Kunstwerk verarbeiten. Aber nun wenden wir uns wieder dem Traumfänger zu. Spanne die Eihaut über den Holzrahmen und lasse das Ganze gut trocknen. Der Backofen bietet sich dazu wieder an. Bedenke beim Bespannen, dass die Eihaut sich beim Trocknen etwas zusammenzieht. Ideal ist es, wenn du bereits vor dem Bespannen des Rahmens kleine Löcher gebohrt hast, in die du nach dem Trocknen Schnüre einknüpfen kannst. Je nach Lust und Laune oder Geschmack kannst du den Traumfänger dann nämlich mit diversen Federn, Muscheln, Perlen, Schneckenhäusern oder kleinen Glöckchen verzieren. Die Eihaut ist in getrocknetem Zustand übrigens nicht mehr sehr widerstandsfähig. Darum solltest du den Traumfänger an einem geschützten Ort aufhängen, also nicht unbedingt im Garten oder am Balkon. Es wäre doch äußerst schade, wenn das gute Stück bei erster Gelegenheit reißen würde. Außerdem kann es sein, dass die getrocknete Eihaut auf veränderte Luftfeuchtigkeit reagiert. Es hat sich daher als sinnvoll erwiesen, den Traumfänger gut im Auge zu behalten und von Zeit zu Zeit vorsichtig mit Wasser (nur wenig!) zu besprühen. Das kann die Lebensdauer des Traumfängers verlängern.

Etwas stabiler und mindestens genauso schön ist es, wenn du deinen Traumfänger aus der Nabelschnur bastelst. Die Nabelschnur ersetzt in diesem Fall den Holzrahmen. Die Länge der Nabelschnur deines Kindes bestimmt die Größe des Traumfängers. Aus der Nabelschnur (oder dem was davon noch übrig ist, nachdem du beispielsweise Nabelschnurperlen hergestellt hast) formst du einen Kreis und trocknest diesen im Backofen. Eventuell kannst du dafür eine backofenfeste runde Form (beispielsweise eine Tasse) verwenden, um die du die Nabelschnur legst. So verhinderst du ein übermäßiges Verformen während des Backens. Wenn die Wetterlage es zulässt, kannst du die Nabelschnur auch an der Luft trocknen lassen. Achte aber bitte darauf, dass sie vor gefräßigen Haustieren und Fliegen oder anderen Insekten geschützt ist. Nach dem Trocknen kannst du mit einem Faden ein Netz in den Nabelschnurrahmen knüpfen. Perlen, Federn oder anderen Schmuck nicht vergessen und schon hast du ein bezauberndes Erinnerungsstück, das dir oder deinem Kind in Zukunft schöne Träume bescheren wird.

Eihauttrommel

Ähnlich wie der Traumfänger, ist auch die Eihauttrommel nicht besonders widerstandsfähig, aber dennoch ein wundervolles Erinnerungsstück. Beim Begriff „Eihauttrommel“ darf man sich jetzt aber keine große Djembe vorstellen, die bei der nächsten Grillparty laut und fleißig bespielt wird. Wie ihre große afrikanische Kollegin ist die Eihauttrommel aber eine einfellige Bechertrommel. Du brauchst dafür einen kleinen Blumentopf aus Ton (mit Loch im Boden), eine Eihaut und diverse Materialien zur Verzierung. Bearbeite die Eihaut wie im Beispiel des Traumfängers beschrieben und spanne sie über den Rand des Tontopfes. Nach dem Trocknen kannst du die Trommel verzieren. Ein hübsches Lederband, diverse Federn oder Perlen eignen sich beispielsweise gut dafür. Du kannst die fertige Trommel sogar vorsichtig mit dem Finger „bespielen". Ein zarter, sanfter Ton wird hörbar. Aber bitte nicht zu fest! Auch die Trommel freut sich über ein wachsames Auge, das den Spannungszustand der getrockneten Eihaut im Blick hat. Es hat sich auch in diesem Fall bewährt, die Trommel von Zeit zu Zeit mit wenig Wasser zu besprühen, damit die Einhaut nicht so schnell reißt.

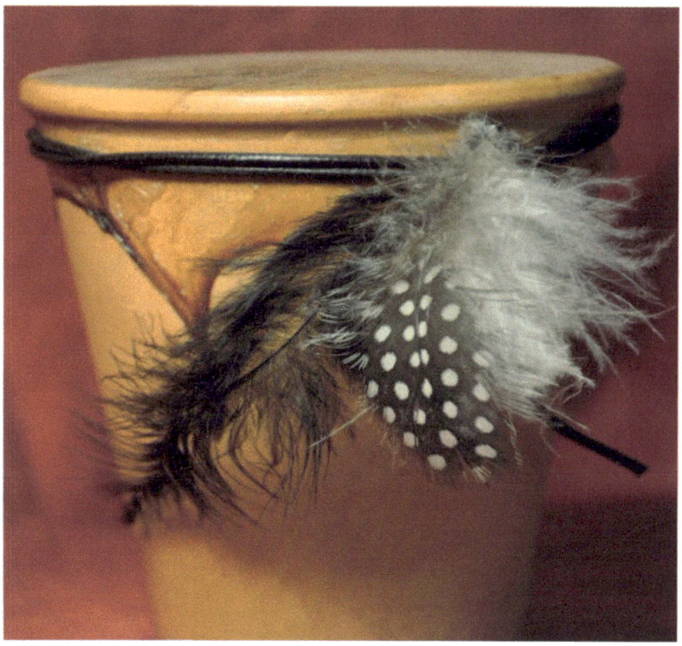

Eihauttrommel, Quelle: Familie Moser

Eihautbild

Viel widerstandsfähiger und vermutlich länger haltbar als Eihauttrommel und Eihaut-Traumfänger ist ein hübsches Bild, das mit der Eihaut verziert wird. Dazu brauchst du einen Bilderrahmen mit Glas, ein hübsches Bild, das das Baby oder euch beide zeigt und natürlich wieder eine Plazenta. Auf einer geeigneten Unterlage entfernst du die Eihaut von der Plazenta und trennst die beiden dünnen Häute. Das Schneiden der Eihäute und auch der Nabelschnur funktioniert normalerweise mit einer guten Schere ganz ausgezeichnet. Dann legst du die Eihaut über die Glasscheibe des Bilderrahmens. Entweder spannst du sie über das gesamte Glas oder aber auch ganz künstlerisch nur über einen Teil davon. Dann lässt du alles gut trocknen. Du kannst die Glasplatte samt Eihaut in die Sonne legen (gut vor Insekten schützen!) oder aber, was natürlich viel schneller geht, den Backofen zum Trocknen benützen. Wenn alles gut getrocknet ist, kann das Foto in den Rahmen gelegt und mit der Eihaut-Glasscheibe abgedeckt werden. Das sieht sehr dezent aus und bewirkt einen leicht trüben Blick auf das Bild. Eventuell bemerkt man durch das getrocknete Blut auch einen leichten Braunstich. Für unbeteiligte Außenstehende ist aber meist nicht ersichtlich, dass hier mit der Nachgeburt gearbeitet wurde und so kann das Kunstwerk auch direkt im Wohnzimmer seinen Platz finden oder an einem anderen zentralen Ort angebracht werden, ohne neugierigen Besuchern Rechenschaft ablegen zu müssen.

3D-Abformung

Vielleicht ist dir die Möglichkeit der 3D-Abformung von kleinen Kinderhänden und Kinderfüßen bekannt. Diese Technik eignet sich natürlich für jegliche Körperteile und somit auch für die Plazenta. Da ich selbst bereits mit der 3D-Abformung der kleinen Hände und Füße meiner Töchter überfordert war, möchte ich an dieser Stelle das Wort einem Profi auf diesem Gebiet übergeben. Meine liebe Freundin Nadja Leeb von „Die Gipserei“ (www.diegipserei.at) erklärt im folgenden Text detailliert, wie sie bei der 3D-Abformung einer Plazenta vorgeht:

Um einen Plazentaabdruck mit Schnellformmasse herzustellen, ist es unwesentlich, ob die Plazenta tiefgefroren war oder frisch ist. Wichtig ist nur, dass sie gereinigt wurde und etwaige Hautreste entfernt wurden. Ich lege die Plazenta auf einen flexiblen Untergrund. Am liebsten verwende ich dafür eine große Plexiglasscheibe. Nun wird die Plazenta in eine schöne Form gelegt und auch die Nabelschnur wird von mir schön positioniert. Mit zwei Rollen Gipsbinden umlege ich das Areal um die Plazenta. Dies dient später als Begrenzung damit nichts ausrinnen kann. Nun gieße ich ca. einen Kilo Schnellabformmasse über die Plazenta und die Nabelschnur. Wenn die Masse starr ist, belege ich alles mit Gipsbinden und erstelle so einen Korpus über der Schnellabformmasse. Nun muss alles abbinden und aushärten. Danach gipse ich ein Holzkreuz ein, das mir beim Gießen als Auflagefläche dient. Wenn auch das alles ausgehärtet ist, kann ich die Form umdrehen, die Plexiglasscheibe entfernen und die Plazenta herausnehmen. Die Form muss nun gesäubert und mit Kunststein ausgegossen werden. Hier sollte man aufpassen, dass die Masse gut verläuft und sich keine Luftblasen bilden. Dann muss dem Material Zeit gegeben werden. Am besten über Nacht. Jetzt kann der Gipskorpus und die Schnellabformmasse entfernt werden. Die Ränder des Rohlings sollten mit einem Messer gesäubert werden. Etwaige Unschönheiten oder Fehler können jetzt noch behoben werden. Am besten lässt man den Abdruck einige Tage an der Luft trocknen - oder einige Stunden im Backofen. Wenn der Abdruck gut durchgetrocknet ist, muss er vor der weiteren Gestaltung noch grundiert werden.

Nadja selbst ist ja Profi, was den Umgang mit Gips und Abformmasse betrifft. Ungeübten Menschen möchte sie deshalb noch dringend mitgeben, dass es natürlich keine Garantie für das Gelingen des Projektes „Plazentaabformung" gibt. Hat man mit diesen Materialien wenig Erfahrung, kann es ganz schön kniffelig werden und der Abdruck entspricht womöglich nicht den Vorstellungen. Sie hat es zwar nicht gesagt, aber ich persönlich empfehle an dieser Stelle - wie auch bei allen anderen Techniken der Plazentakunst - den Gang zum Profi, wenn du dir unsicher bist, ob du die Sache zu deiner eigenen Zufriedenheit hinbekommst.

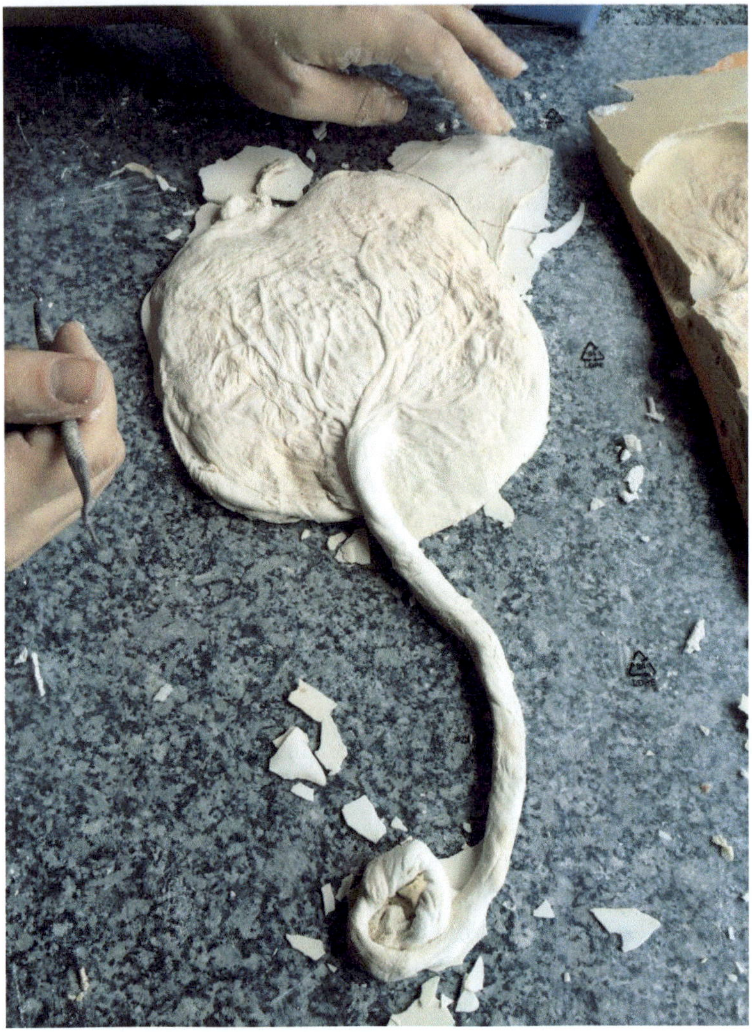

3D-Abruck, Quelle: Nadja Leeb

Stoffdruck

Obwohl ich natürlich sehr interessiert an der Verarbeitung der Nachgeburt bin und mir bereits viele kreative Lösungen bekannt waren, bin ich vor kurzer Zeit ziemlich überrascht über eine sehr gelungene Plazentaverarbeitung gestoßen, die ich einfach genial finde: ein Plazentarock! Eine befreundete Hebamme, die selbst sehr gerne und viel mit Plazenten arbeitet, hat von einer ihrer Klientinnen berichtet, die ihre Plazenta auf diese ungewöhnliche Art und Weise verewigt hat. Vorab werden Stoff und geeignete Stofffarben besorgt, ein Schnitt ausgewählt und die einzelnen Teile zugeschnitten. Die Plazenta wird dann eben nicht auf Papier, sondern auf Stoff abgedruckt. Wenn alles gut getrocknet ist, können die einzelnen Teile zusammengenäht werden und die Trägerin ist sich eines absolut einzigartigen Kleidungsstückes sicher! Von dem Rock war ich wirklich begeistert und kann mir gut vorstellen, dass sich diese Technik auf jegliches Kleidungsstück übertragen lässt. Kleid? T-Shirt? Oder aber auch: Babydecke? Einkaufstasche? Kopfpolster? Der Kreativität sind keine Grenzen gesetzt! Fast bin ich ein bisschen traurig darüber, dass ich diese Idee nicht mehr für mich selbst umsetzen kann.

Sollte das Projekt „Plazenta-Rock“ für dich ein wenig beängstigend sein, weil damit scheinbar viel Arbeit verbunden ist, dann möchte ich dich an dieser Stelle daran erinnern, dass du dir 1. Zeit mit diesem Projekt lassen kannst (die Nachgeburt kann eingefroren und zu einem späteren Zeitpunkt verarbeitet werden) oder 2. um Hilfe bitten kannst. Deine Hebamme hilft dir sicher gerne beim Anfertigen des Plazentaabdruckes und deine Doula hat womöglich eine Nähmaschine zu Hause.

Die verlorene Plazenta

Nimm dir einen Moment Zeit. Schau auf deinen Nabel. Jetzt. Was siehst du? Eine ewige Erinnerung an die Verbindung, die du einst mit deiner Plazenta hattest. Hier, im Zentrum deines Körpers, warst du mit der Nabelschnur und über diese mit deiner Plazenta verbunden. Dein Nabel stellt die Überreste der Nabelschnur dar, eine Narbe, die dich Zeit deines Lebens an dein vorgeburtliches Leben erinnert. Einstmals warst du abhängig von dieser lebenserhaltenden Verbindung zu deiner Plazenta. Einstmals warst du über die Nabelschnur und die Plazenta körperlich mit deiner Mutter verbunden. Ihr seid eine Einheit gewesen. Du und deine Plazenta. Ihr habt euch aus demselben genetischen Material entwickelt. Sie hat dich versorgt, beschützt. Sie war für dich alles, was du selbst nicht bewerkstelligen konntest. Sie war dein erster Begleiter.

Dann kam der Tag, an dem du geboren wurdest. Der Tag, an dem ihr euch für immer voneinander verabschieden musstet. Und wahrscheinlich war dieser Abschied ein kurzer und unerwarteter. Vermutlich wurde die Verbindung zwischen dir und deiner Plazenta, wie es so oft der Fall ist, kurz nach deiner Geburt getrennt. Du wurdest von der Plazenta abgeschnitten, die dich mit allem versorgt hat, was du für dein Überleben und deine Entwicklung brauchtest. Ihr wurdet getrennt, obwohl deine Plazenta noch so viel Gutes für dich tun hätte können. Sie hätte noch so lange gelebt, um dir einen guten und vor allem sanften Start ins Leben zu ermöglichen. Doch sie wurde für nutzlos erklärt und landete als Abfall im Müll.

Warum haben so viele von uns das Gefühl, etwas Essentielles und Bedeutendes verloren zu haben? Warum fühlen sich viele Menschen so orientierungslos und einsam? Hat die Plazenta eine Seele/Seelenanteile? Teilen wir uns eine Seele mit der Plazenta? Wo befindet sich unsere Seele? Kind und Plazenta entwickeln sich aus demselben Ausgangsmaterial, haben denselben genetischen Code. Die Plazenta ist Teil des Kindes, so wie es auch dessen Arme und Beine sind. Die Plazenta ist ein Teil des Kindes, der seine Aufgabe mit der Geburt absolviert hat und stirbt. Wohin geht unsere Seele, wenn wir sterben? Es mag Menschen geben, die nicht an eine Seele glauben. Ich gehöre nicht zu diesen Menschen. Glaubt man an die Beseeltheit des Lebens, dann verwundert es nicht, dass die abrupte Trennung von Kind und Plazenta manchmal als traumatisch erlebt wird. Die meisten Menschen haben ihre Plazenta verloren. Sie wurde im Müll entsorgt oder die Toilette hinuntergespült (ja, auch das gibt es!) und verschwand aus unserem Leben.

In der Atemtherapie oder auch durch Rückführungen/Wiedergeburtserfahrungen werden Menschen immer wieder mit dem für sie einschneidenden Verlust der Plazenta konfrontiert. Es wird von Fällen berichtet, in denen Menschen sich an das Durchtrennen der Nabelschnur erinnern und diesen Schnitt als beängstigend und traumatisch empfinden. Trennungsschmerz. Verlustangst. Ohne Vorwarnung und ohne Notwendigkeit wird die Verbindung zwischen uns und unserm vorgeburtlichen Begleiter, unserem Schutzengel, unserem Bauchgeschwisterchen durchtrennt. Das ist unverständlich, Angst machend und schmerzhaft.

Wir können uns diesem Schmerz stellen und akzeptieren, dass wir das, was wir mit unserer Geburt verloren haben, auf physischer Ebene nie wieder finden werden. Wir können uns dieser Wunde zuwenden, die uns in den ersten Minuten unseres Lebens zugefügt wurde und die wir unsichtbar immer noch mit uns tragen. Oft spüren wir sie nicht, doch manchmal ist da dieser unbestimmte Schmerz. Traurigkeit. Einsamkeit. Wir haben jeden einzelnen Tag unseres Lebens die Möglichkeit, uns diesen Gefühlen zuzuwenden. Diese Wunde darf heilen.

Hast du das Gefühl, dass es in deinem Leben diesbezüglich etwas aufzuarbeiten gibt? Hast du deine Plazenta verloren und leidest darunter? Hast du Schuldgefühle, weil du dich nicht um die Plazenta deines Kindes gekümmert hast? Es gibt viele Möglichkeiten, mit dem Vergangenen in Kontakt zu treten und Heilung zu erfahren.

Plazentaheilung

Lettering

Nimm dir Zeit, in der du ungestört bis. Schalte dein Telefon ab und zieh dich an einen Ort zurück, an dem du dich wohl, sicher und geborgen fühlst. Nimm Papier und Stifte zur Hand. Schließe die Augen und geh in Gedanken an den Ort und die Zeit deiner Geburt zurück. Was weißt du über die Umstände deiner Geburt? Was weißt du über deine Plazenta? Was siehst du, wenn du die Augen geschlossen hältst? Welche Gefühle tauchen in dir auf? Lass sie zu. Spüre ihnen nach. Wenn du nun den Impuls spürst, greif zu Papier und Stift und schreib deine Gedanken auf. Vielleicht hast du Lust, einen Brief an deine Plazenta zu schreiben? Lass die Worte direkt aus deinem Herzen aufs Papier fließen. Drücke das aus, was dich beschäftigt und bewegt. Vielleicht möchtest du dich bei deiner Plazenta entschuldigen oder dich bei ihr bedanken. Vielleicht auch beides. Wenn du den Brief beendet hast, nimm ihn in die Hand. Leg ihn an dein Herz, wenn du den Impuls dazu wahrnimmst. Spüre nach. Wenn es für dich stimmig ist, kannst du den Brief aufheben oder aber du übergibst ihn der Erde oder verbrennst ihn.

Farben der Kraft

Nicht nur das Schreiben, auch das Malen kann ein heilsamer Ausdruck schöpferischer Kreativität sein. Du brauchst dafür wieder genug Zeit, um ungestört an deinem Projekt arbeiten zu können. Organisiere dir Farben, mit denen du dich gerne ausdrücken möchtest. Wandere in Gedanken nun an den Ort und Zeitpunkt deiner Geburt und lasse längst vergessene Bilder in dir aufsteigen. Nimm wahr, welche Gefühle sich in deinem Körper bemerkbar machen. Mit entspannender Hintergrundmusik widmest du dich anschließend dem leeren Blatt oder der leeren Leinwand vor dir und lässt deine Emotionen in Form von bunten Farben sichtbar werden.

Als meine zweite Tochter geboren wurde, verarbeitete ich ihre Plazenta künstlerisch. Meine ältere Tochter war zu diesem Zeitpunkt sehr traurig darüber, dass ihre eigene Plazenta im Krankenhaus verblieben und somit für sie verloren war. Ein Umstand, den ich nie wieder würde rückgängig machen könnte. Mir brach das Herz, sie so weinen zu sehen. Doch dann hatte ich eine Idee. Ich konnte ihr ihre Plazenta nicht zurückgeben, aber ich konnte ihr ein Bild geben, das sie immer an ihre Plazenta erinnern würde. Ich erzählte ihr, dass ich ihre Plazenta damals gesehen hatte und dass sie wunderschön ausgesehen hatte. Ich versprach ihr, aus meiner Erinnerung an ihre Plazenta ein Bild zu malen. Ich erinnerte mich. Ich erinnerte mich an die wenigen Augenblicke, in denen ich ihre Plazenta zu Gesicht bekam. Ich kann mich auch heute noch gut daran erinnern. Und ich malte. Ich malte ihre Plazenta, die Nabelschnur. Ich malte einen Lebensbaum. Zart, aber kraftvoll. Lebendig und schön. Die Tränen meiner Tochter trockneten. „Ihre Plazenta" fand Platz an der Wand oberhalb ihres Bettes und bewacht und beschützt seitdem ihren Schlaf.

Heilungszeremonie

Nicht für jede Person ist das Schreiben oder Malen die richtige Art, um Heilung zu ermöglichen. Manchmal bedarf es anderer Werkzeuge, um Frieden zu finden. Größere oder kleinere Rituale eignen sich meiner Meinung nach immer, um in Verbindung mit dem großen Ganzen zu treten. Womöglich kennst du Menschen in deinem Umfeld, die sich gerne mit dir zusammenschließen möchten, um gemeinsam ein Ritual für eure verlorenen Plazenten zu gestalten. Du kannst das aber selbstverständlich auch alleine machen.

Im Kapitel „Plazentarituale" findest du allgemeine Hinweise zur Gestaltung und zum Ablauf von Ritualen.

Der zentrale Aspekt einer Heilungszeremonie für deine Plazenta könnte beispielsweise das Verbrennen eines Briefes an deine Plazenta sein. Man sagt, dass aufsteigender Rauch unsere Gebete und Wünsche in den Himmel trägt. In diesem Fall werden die geschriebenen Worte durch die Flammen transformiert und mit dem Rauch der geistigen Welt zugänglich gemacht.

Wenn es für dich stimmig ist, kannst du auch ein Ritual gestalten, in welchem du deine Plazenta symbolisch der Erde übergibst. Such dir dafür einen geeigneten Ort aus, an dem deine „Plazenta" ungestört ruhen kann. Im zeremoniellen Rahmen kannst du nun ein Stellvertreterobjekt (beispielsweise einen Stein, ein Bild, ein Stoffkissen - der Fantasie sind keine Grenzen gesetzt) beerdigen. Du hast in diesem Rahmen auch die Möglichkeit, zu deiner Plazenta (beziehungsweise dem Stellvertreterobjekt) zu sprechen. Sprich alles aus, was dich beschäftigt und dir am Herzen liegt. Du kannst dich bei deiner Plazenta entschuldigen, ihr die Aufmerksamkeit und Achtung entgegenbringen, die ihr bei deiner Geburt verwehrt geblieben sind. Du kannst dich bei ihr bedanken, dass sie dich während deiner Zeit im Bauch deiner Mutter am Leben erhalten hat. Du kannst sie um Schutz und Unterstützung aus der geistigen Welt bitten. Achtsam und liebevoll bedeckst du nun die Grabstelle mit Erde, schmückst sie mit Blumen oder Steinen. Vielleicht gibt es andere Kraftgegenstände, die du gerne an Ort und Stelle platzieren möchtest. Oder du kannst einen Baum, einen Strauch oder einen Rosenstock pflanzen. Deiner Fantasie sind hier keine Grenzen gesetzt. Das Ritual soll sich für dich stimmig anfühlen.

Versöhnung

Versöhnung ist etwas, das nicht im Außen gefunden werden kann. Versöhnung ist ein intimer Prozess, der im Inneren stattfindet. Du kannst nur für dich, in deinem Inneren, Frieden finden. Es mag sein, dass du traurig darüber bist, deine Plazenta verloren zu haben, dass du wütend bist über die Umstände deiner Geburt, die zu eurer schmerzlichen Trennung geführt haben. Vielleicht empfindest du Zorn bestimmten Personen gegenüber, die du für den Verlust deiner Plazenta verantwortlich machst. Egal, was auch immer im Außen passiert ist: Du bist für dein Seelenleben verantwortlich. Du bist verantwortlich für den Frieden in dir.

Eine wundervolle Möglichkeit, um Vergebung und Frieden in sich selbst zu finden, ist das Ho`oponopono. Dabei handelt es sich um ein hawaiianisches Versöhnungsritual, für das du nicht unbedingt ein lebendiges Gegenüber brauchst. Du kannst eine belastende Situation oder aber auch eine reale Person, mit der du etwas zu klären hast, visualisieren. Stell dir beispielsweise deine personifizierte Plazenta vor, die dir gegenüber sitzt. Du kannst aber auch die Umstände deiner Geburt als Person vor dich setzen. Deine Mutter, eine Hebamme oder den Arzt - mit wem auch immer du etwas klären möchtest, stell dir vor, dass die Person dir gegenüber sitzt.

Entzünde eine Kerze. Komm zur Ruhe. Nimm die visualisierte Person oder Situation vor dir wahr. Wenn Gefühle aufsteigen, lass sie zu. Nun geht es darum, dass du die für das Ritual wichtigen Sätze laut sagst:

Es tut mir leid. Bitte verzeih mir.

Ich vergebe dir.

Ich liebe dich.

Danke.

Was hier auf den ersten Blick ziemlich einfach aussieht, kann ganz schön heftig sein, wenn man sich voll und ganz darauf einlässt. Sag diese Sätze erst dann laut, wenn du sie auch tatsächlich so meinst, wenn du sie spürst und tief in dir als Wahrheit anerkennst.

Vergebung macht frei. Sie befreit dich von alten Verletzungen, von längst überholten Glaubensmustern. Mit ihr bist du in der Lage alte Verletzungen zu heilen, anzuerkennen, was ist. Und die Verantwortung dafür zu übernehmen.

Rückführung, Bindungsanalyse, Atemtherapie

Manchmal wünschen wir uns Hilfe und Unterstützung von außen. Es ist ein wichtiger Prozess, anzuerkennen, dass man selbst im Moment nicht weiterkommt. Gerade Themen wie der Plazentaverlust, Themen, deren Ursprung so weit zurück liegt, haben sich womöglich in den tiefsten Tiefen unseres Bewusstseins versteckt. Verborgen in der Dunkelheit der Vergangenheit kann es schwer sein, Zugang zu diesem Lebensbereich zu erlangen und so Heilung möglich zu machen. Fühlst du dich der Sache alleine nicht gewachsen, findest du möglicherweise Unterstützung in Form von Rückführungstherapie, Bindungsanalyse oder auch Atemtherapie. Über schamanische Arbeit lassen sich verlorene Seelenanteile wieder zurückholen und integrieren. Wie immer und überall gilt auch hier, dass es das eine für alle passende Konzept nicht gibt. Die hier angeführten Methoden sollen lediglich als Inspiration dienen. Du bist selbst gefordert, die die für dich stimmige Methode zur Aufarbeitung deines Plazentatraumas zu finden.

Erfahrungsberichte: Wie war deine Plazentageburt?

Wie war deine Plazentageburt? Diese Frage wird frischgebackenen Müttern normalerweise nicht oft gestellt. Ich habe sie gestellt und freue mich, dass sich Frauen gefunden haben, die diese Frage gerne beantworten wollten und uns auf diese Weise an einem sehr persönlichen und intimen Ereignis in ihrem Leben teilhaben lassen, der Geburt ihrer Kinder und deren Plazenten.

Zwischen Eiswürfeln und Tiefkühlgemüse

(Franziska)

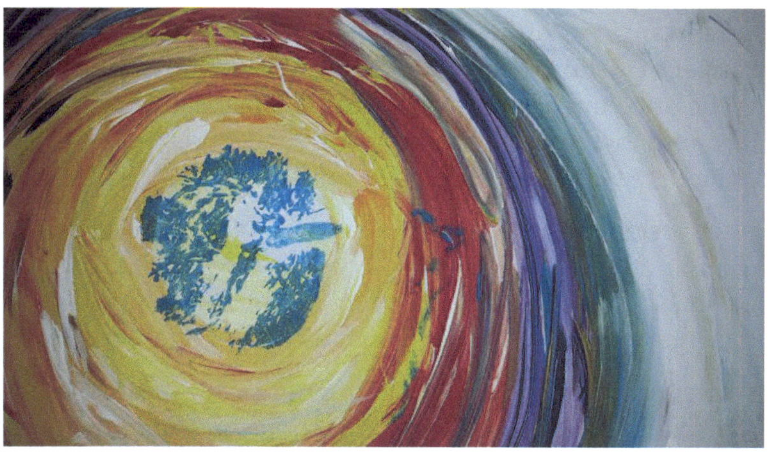

Plazentadruck, Quelle: Doula Franziska Petersen

In der Schwangerschaft mit meiner ersten Tochter lag die Plazenta zu Beginn sehr nah am Muttermund. Die Tatsache, dass dies nicht selten der Fall ist, beruhigte mich als Erstgebärende nur wenig. Glücklicherweise wanderte die Plazenta dann aber fleißig nach oben und einer vaginalen Geburt stand damit nichts mehr im Wege.

Während der Schwangerschaft mit meiner zweiten Tochter hatte ich ganz andere Informationen zur Hand. Auch ihre Plazenta lag zu Beginn recht tief, was mich jedoch dieses Mal überhaupt nicht betrübte. Ich war mir absolut sicher, dass sie, ebenso wie bei der ersten Schwangerschaft, ihren Weg nach oben finden würde. Und das tat sie auch.

Meine erste Tochter kam in der 39. Schwangerschaftswoche in Oklahoma/USA zur Welt. Ich hatte eine PDA und konnte weder die Geburt meiner Tochter noch die der Plazenta fühlen. Ich war komplett taub. Dennoch war es eine kurze und unkomplizierte Geburt von etwas über vier Stunden. Nach meinem damaligen Empfinden war es eine wunderbare Geburtserfahrung. Mutter und Kind wohl auf, was will man mehr?

Für meine zweite Tochter, die dann in Deutschland zur Welt kam, hatte ich ganz andere Pläne. Wir hatten eine Wassergeburt zuhause geplant. Ich erlebte die Schwangerschaft deutlich angstfreier und freute mich richtig auf die Erfahrung. Die Geburt selbst dauerte über neun Stunden. Ich konnte jede einzelne Wehe annehmen und mich mehr und mehr auf mein Kind freuen. Unsere Hebamme riefen wir etwas zu spät dazu, sodass sie erst eintraf, als meine Tochter bereits ins Leben geschwommen war.

Bei meiner ersten Geburt gestaltete sich die Nachgeburt problemlos, jedoch wurde mir zur Beschleunigung Oxytocin verabreicht. Das war in diesem Krankenhaus bei jeder Geburt eine routinemäßige Maßnahme. Dadurch kam die Plazenta keine fünf Minuten nach meiner Erstgeborenen zur Welt.

Bei der zweiten Geburt wurde die Plazenta ca. 15 Minuten nach meiner Tochter geboren. Ich hatte deutlich spürbare Nachwehen. Meine Hebamme bat mich dann, mich aus dem Geburtspool, der in unserem Wohnzimmer stand, zu erheben. Schon durch die Schwerkraft konnte ich fühlen, wie sich die Plazenta langsam löste. Meine Hebamme bat mich, einmal zu pressen, während sie ganz leicht an der Nabelschnur zog, welche natürlich immer noch meine Tochter mit ihrem Lebensbaum verband. Die Plazenta wurde ohne Probleme geboren und in eine Schüssel gelegt. Sie wurde auf Vollständigkeit überprüft und nach etwas mehr als einer Stunde wurde meine Tochter dann abgenabelt.

Als ich mit meiner ersten Tochter schwanger war, maß ich der Plazenta nicht allzu viel Bedeutung bei. Sie war nun mal Teil des Ganzen und das war es auch schon. Sie wurde direkt nach der Geburt entsorgt. Der Mülleimer stand quasi unmittelbar unter mir und so fand der Mutterkuchen, nach dem er kurz auf Vollständigkeit überprüft worden war, ohne Umwege den Weg in den Abfall. Es wurde mir damals nicht einmal angeboten, ihn kurz anzusehen und ich war zu beschäftigt mein neues Kindlein zu betrachten, als dass ich danach hätte fragen können. In Retrospektive finde ich es unfassbar schade, dass ich diesen wichtigen Teil meines Kindes nicht einmal gesehen habe. Damals fand ich es nicht besonders schlimm. Die Plazenta hatte eher einen ekligen und suspekten Charakter. Rein vom Gefühl her war für mich der Geburtsvorgang mit dem Kind abgeschlossen, der Gedanke an eine Nachgeburt war sehr seltsam. Jedoch änderte sich diese Sichtweise, da ich schon vor der zweiten Schwangerschaft eine ganz andere Einstellung gewann. Welch ein Wunderwerk da in mir wächst! Wie wundervoll und wertvoll dieses Organ doch ist, welches den kleinen Menschen in meinem Bauch wachsen und gedeihen lässt!

Die Plazenta meiner zweiten Tochter fand nach der Abnabelung den Weg in unsere Gefriertruhe. Ich wollte sie nicht gleich wegwerfen, wusste aber auch nicht so recht, was ich nun damit anfangen sollte. Da ich nicht der Typ für Globuli bin, fiel eine derartige Weiterverarbeitung schon einmal weg. Und so lag sie ein gutes halbes Jahr zwischen Eiswürfeln und Tiefkühlgemüse. Im Gespräch mit Freundinnen, die ebenfalls zuhause entbunden hatten, kam dann eines Tages heraus, dass auch sie die Plazenten ihrer Kinder noch immer eingefroren hatten und nicht so recht wussten, was damit zu tun sei. Sie einfach so in den Müll zu werfen, fühlte sich falsch an. Also haben wir beschlossen, etwas Kreatives damit zu tun. Ich habe Acrylfarben und Leinwände besorgt und in der heißen Augustsonne wurden dann vier Mutterkuchen aufgetaut, damit wir gemeinsam davon kunstvolle Abdrücke machen konnten. Wir trafen uns bei mir zu Hause, ich hatte alles hergerichtet. Es war ein wunderschöner Nachmittag und wir gingen alle mit unvergesslichen Erinnerungen und einem einzigartigen Kunstwerk nachhause. Als Geschenk für unsere gemeinsame Hebamme fertigten wir ebenfalls jeweils einen Kunstdruck an. Die Freude ihrerseits war natürlich groß.

Unsere Plazenta wurde danach dann tatsächlich entsorgt, da wir leider keinen Garten hatten, in dem wir die Plazenta hätten vergraben können.

Baum des Lebens

(Melli)

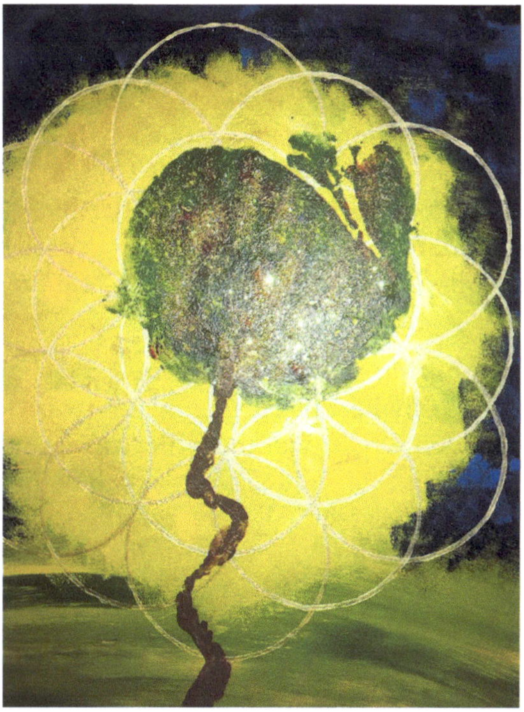

Plazentadruck, Quelle: Melanie Sattler

Schon in der Zeit der Schwangerschaft stellte ich mir sehr oft die Frage, was ich denn nach der Geburt mit der Plazenta machen möchte. Ich suchte auch öfter das Gespräch im Außen und mir wurden oft angeekelte Blicke entgegengebracht, wenn ich dieses Thema ansprach. Auch heute ist das teilweise noch so. In einem Fotoalbum für meine Tochter habe ich zwei Seiten nur der Plazenta gewidmet, da sie für mich eine sehr tiefe Bedeutung hat und fast jeder, der über diese Seiten stolpert, fragt mich, warum ich denn diese Bilder dem Album beigefügt hätte. Für viele ist es ein absolutes Tabuthema, es findet oftmals nur wenig Anklang und Aufmerksamkeit. Meine Mutter erzählte mir, dass sie ihre Plazenta nicht einmal zu Augen bekam und viele wussten nicht einmal, wie wertvoll dieses Organ ist, welches ja neun Monate lang mein Baby gut versorgt hat und eine sehr wichtige Rolle in unserem Leben gespielt hat. Ich erlebe in dieser Hinsicht oft sehr viele fragende Gesichter, aus einer Unwissenheit heraus, was ich sehr schade finde und eben deshalb find ich wunderschön, dass dieses Thema mehr in den Vordergrund rückt. Denn die Plazenta war die Verbindung zwischen mir und meiner Tochter eine sehr lange und wichtige Zeit hindurch. Noch dazu sieht sie beeindruckender Weise aus wie „der Baum des Lebens" und das wohl nicht nur zufälligerweise. Und wenn man sich einmal bewusst macht, wie unglaublich viele wertvolle Nährstoffe sie für Mutter und Kind enthält!

Ich fand es von Anbeginn sehr schade, dass die Geburt der Plazenta in unserer Geburtskultur beinahe untergeht und ich war der Meinung, dass diesem lebensspendenden Organ viel mehr Beachtung und Wertschätzung entgegengebracht werden sollte. Glücklicherweise hatte ich eine Schwangerschaft, wie sie im Bilderbuch steht. Alles verlief übernatürlich und ich empfand diese Reise als sehr heilsam und transformierend. Es war mir ein sehr großes Anliegen, die Untersuchungen so gering wie möglich zu halten. Ich habe mich für einen Ultraschall in der 16. Schwangerschaftswoche entschieden, um die Lage der Plazenta zu eruieren, da dies für meine geplante Hausgeburt relevant war. Die Plazenta lag wunderbar und somit war das Thema Ultraschall für mich abgeschlossen für meine weitere Schwangerschaftsreise. Für mich war es von Anbeginn sehr wichtig, auf meinen Körper und meine Intuition zu hören, die Verbindung zu mir selbst zu spüren und auf die Signale meines Körpers zu achten. So wie die Zeit der Schwangerschaft verlief auch die Geburt meiner Tochter übernatürlich und sie hätte wirklich nicht schöner sein können. Ich durfte sie in trauter Dreisamkeit, mit ihrem Papa an meiner Seite bei uns daheim im Geburtspool ins Leben atmen. Es war ein Wellenritt der ganz besonderen Art und eine sehr kraftvolle, intensive und selbstbestimmte Reise. Ein Wellenritt der Gefühle. Als ich meine Tochter zum ersten Mal in meinen Armen hielt war der ganze Raum mit ihrem Duft und purer Liebe erfüllt. Es war so, als würde die Welt anhalten für einen kurzen Moment. Ich war überwältigt, überglücklich und dankbar für den Frieden, die unendliche Liebe und die Unversehrtheit. Nach dem ersten Kennenlernen und Beschnuppern kam eine dreiviertel Stunde nach der Geburt unsere Hebamme zu uns nach Hause. Nach dem Auspulsieren der Nabelschnur durchtrennten wir diese. Das war etwa eine Stunde nach der Geburt und kurz darauf begann meine Tochter an meiner Brust zu saugen. Sie robbte sich instinktiv in die richtige Richtung und unterstütze mich so bei der Geburt der Plazenta, da der Uterus dadurch wieder kontrahiert und sich so die Nachgeburt besser ablösen kann. Ganz ohne Zutun löste sich die Plazenta mit Leichtigkeit und es kostete mich noch ein klein wenig Überwindung um die Plazenta zu gebären. Tief ein- und ausatmen und ein bis zweimal kräftig mitschieben und mit dem nächsten tiefen Atemzug war sie auch schon da. Meine Hebamme erklärte mir, welche Seite der Plazenta die kindliche und welche die mütterliche ist, sie zeigte mir die Eihäute der Fruchtblase, welche meine Tochter neun Monate lang umhüllte und sie kontrollierte, ob sich alles abgelöst hatte und die Nachgeburt unversehrt blieb. Das blieb sie. Ich spürte gleichzeitig Dankbarkeit und Ehrfurcht durch mich fließen, da sie meiner Tochter Leben gespendet hatte und uns beide all die Zeit lang begleitet und uns auf ganz besondere Art und Weise verbunden hatte. Die Geburt der Plazenta fühlte sich wie ein Abschied oder ein Freigeben an. Ich wollte sie würdigen und mich dann in einem Ritual mit Respekt und Dankbarkeit für ihren Dienst verabschieden. Das spürte ich tief in mir ganz klar. Der Papa meiner Tochter hat sie sofort eingekühlt und in den ersten drei Tagen des Wochenbetts nahm ich jeweils ein haselnussgroßes Stück Plazenta in einem Smoothie zu mir. Zugegeben, es kostete es mich etwas Überwindung einen Teil davon mit einem Skalpell abzutrennen. Jedoch war die Hemmung recht schnell dahin. Drei Stück waren für den Smoothie gedacht und ein weiteres Stück brachte ihr Papa, eingelegt in Glycerin, in die Apotheke um daraus homöopathische Nosoden herstellen zu lassen. Zusätzlich haben wir auch noch die Urtinktur aufgehoben, um auch später wieder neue Globuli herstellen lassen zu können. Bevor wir die Plazenta einkühlten, haben wir einen Abdruck von ihr auf einem Blatt Papier gemacht, sodass uns dieser Baum des Lebens auf ewig in Erinnerung bleibt. Dieses Bild überreiche ich eines Tages mal meiner Tochter. Die restliche Plazenta wartet nach wie vor im Tiefkühler. Ich habe angedacht, im kommenden Sommer ein Abschiedsritual und zugleich ein Namensgebungsfest im Kreis der Familie für meine Tochter zu organisieren. Sie ist dann zwar bereits 1,5 Jahre alt, aber ich wollte damit warten bis sie all dies selbst aktiv miterleben kann. Zu diesem Anlass möchte ich die Plazenta gemeinsam mit ihr der Erde übergeben und einen passenden Platz in unserem Garten dafür finden. Darauf möchte ich gerne einen Baum pflanzen. Den Lebensbaum unserer Tochter, welcher im keltischen Jahreskreis der Apfelbaum ist, weshalb ich mich für diesen Baum entschieden habe. Die Vorstellung, dass ihr Lebensbaum auf dem Baum ihres Lebens, also ihrer Plazenta, wächst, ist für mich so rührend und besonders. Ich freue mich schon jetzt auf diesen Tag.

Schwestern auf Zeit

(Stefanie)

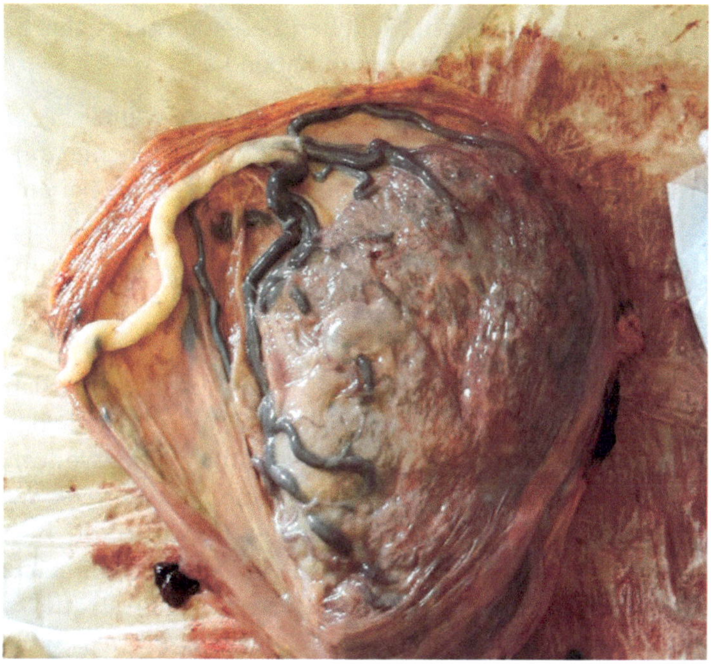

Plazenta, Quelle: Stefanie Supper

In der Schwangerschaft meines zweiten Kindes bedrückte mich fortlaufend von Empfängnis an bis zur Geburt die Sorge, dass es krank sein könnte. Das kannte ich von meinem ersten Kind gar nicht. Da war ich mir absolut sicher, dass es gesund ist und empfand es als beleidigend, wenn jemand in meinem Umfeld die Möglichkeit einer Behinderung in Betracht zog. In der Frühschwangerschaft verunsicherten mich immer wieder auftretende rosafarbene und braune Schmierblutungen. Außerdem hatte ich schon vor der

Schwangerschaft bis zur Mitte unüberlegt sehr hohe Dosen Vitamin D eingenommen, welches laut Beipackzettel das Baby schwer schädigen kann. Man kann sich vorstellen, was das für eine Zeit der emotionalen Belastung für mich war. Am Ende fand ich nach viel Recherche heraus, dass es sehr schwer ist, überhaupt einen zu hohen Vitamin D Spiegel zu erreichen und der Beipackzettel dringend geändert werden muss. Ein selbst bezahlter Bluttest ergab einen Vitamin D Wert im unteren Normalbereich und auch die Frauenärztin konnte mir nach anfänglichen Bedenken versichern, dass mein Kind auf keinen Fall Schaden genommen haben kann.

Dennoch verschwanden die Sorgen nicht. Immer wenn ich mit dem Ungeborenem sprach, wurden die Zweifel größer. Ich dachte immer wieder über einen Ultraschall nach und hatte auch einen Termin bei einem Spezialisten, den ich aber wieder absagte. In meiner ersten Schwangerschaft verzichtete ich auf Ultraschalluntersuchungen und so war es diesmal auch geplant. Ich fragte mich, was ich jeweils mit einem positiven oder negativen Befund anfangen könnte.

Bei einem auffälligen Befund würden die Ängste sicherlich wachsen. Gleichzeitig kann man aber dem Kind, solange es noch im Bauch ist, sowieso nicht helfen. Ein negativer Befund garantiert mir weder, dass mein Kind auch wirklich gesund ist noch, dass meine Ängste verschwinden. Immerhin kann der Ultraschall nur eine kleine Auswahl von Erkrankungen erkennen. Somit wäre ich nach dem Termin wahrscheinlich auch nicht schlauer gewesen. Das Risiko in einen Untersuchungsstrudel zu geraten, war mir einfach zu groß und den damit verbundenen Stress wollte ich meinem Kind nicht antun.

Obwohl rational betrachtet kein Grund zur Sorge bestand, blieb meine Angst bis zum Ende der Schwangerschaft. Ich war beinahe überrascht, als ich ein kerngesundes Mädchen geboren hatte. Es war eine zweistündige Alleingeburt im Wasser in der Regentonne. Sie war absolut fit, rosig, hatte eine kräftige Stimme - nur die Nabelschnur war seltsam kurz. Mich nervte das, denn ich konnte mein Baby gar nicht richtig angucken, da ich es so tief halten musste. Durch den Zug auf die Nabelschnur bekam ich recht schnell wieder eine Wehe und drückte die Plazenta aus der Gebärmutter heraus. Sie blieb aber noch in der Scheide hängen und fühlte sich ganz schwammig, matschig an. Ich pulte den Mutterkuchen mit der einen Hand raus, mit der anderen hob ich meine Tochter. Dann legte ich ihn in eine Edelstahlschüssel, wo er erst einmal neben uns in der Regentonne schwamm.

Bei meiner ersten Hausgeburt im Pool zog die Hebamme (nach etwa 20 Minuten) an der Nabelschnur, da sie Komplikationen wegen des heißen Wassers befürchtete. Ich hatte die gleiche Vorstellung, wie wohl fast alle Erstgebärenden: Dass die Geburt mit der Geburt des Kindes vorbei ist. Ich wollte an der Scheide nie wieder berührt werden, weil sie so wund und geschwollen war und die Plazenta einfach drin behalten. Weil ich so erledigt war, wollte ich das der Hebamme ernsthaft vorschlagen. Da war es wahrscheinlich gut, dass sie mir die Entscheidung abgenommen hat. Das Herausziehen war unangenehm, aber nicht schmerzhaft. Die Plazenta war wohl schon gelöst. Sie war wirklich riesig (auch die Hebamme staunte) und ein richtig festes Organ, wie ein Muskel etwa, symmetrisch und schön. Leider konnte ich sie nicht ausführlich untersuchen, da sie nach dem andachtsvollen Durchbrennen der Nabelschnur im Kreise meiner Schwestern und Eltern direkt in den Ofen zum Trocknen wanderte. Zuvor hatte die Hebamme noch ein Stück entnommen und in eine Apotheke geschickt, die Plazentanosoden daraus herstellte. Ich habe aber Fotos von ihr anschauen können. Den getrockneten Mutterkuchen haben wir dann zu Pulver gemahlen und als Heilmittel verwendet. Ich habe das Pulver dann beispielsweise in die Creme gemischt, wenn mein Sohn einen wunden Po hatte. Aber es gibt noch einige andere Anwendungsmöglichkeiten.

Mit meiner zweiten Plazenta konnte ich mir eine Lotusgeburt sehr gut vorstellen. Aber da die Nabelschnur so kurz war, störte sie mich schnell und mein Mann und ich nabelten schon nach etwa drei Stunden ganz unromantisch mit der Schere ab. Dann stellte er sie in den Kühlschrank. Dort blieb sie dann bis eine Hebamme am Vormittag vorbei kam und sie mit mir untersuchte. Ich muss sagen, obwohl ich da schon lange unempfindlich bin, fand ich sie außerordentlich hässlich. Mit dieser Plazenta stimmte irgendetwas nicht. Vielleicht war sie nicht vollständig? Sie war so klein, schwabbelig und ungleichmäßig in der Konsistenz.

Die Hebamme meinte, ich hätte "großes Glück" gehabt bezüglich der Alleingeburt, denn meine Plazenta hatte einen seltenen Nabelschnuransatz namens "Insertio velamentosa". Die Nabelschnur war nicht am Mutterkuchen, sondern an der Fruchtblase festgewachsen, über dicke schwarze Adern mit ihm verbunden. Wäre die Fruchtblase an dieser Stelle geplatzt, wäre es zu einer starken Blutung gekommen und ich hätte schnellst möglich operiert werden müssen. Allerdings ist das ziemlich unwahrscheinlich und man hätte auch im Krankenhaus mit einer natürlichen Geburt gerechnet, da der Nabelschnuransatz ja nicht vor dem Muttermund lag und damit auch keiner übermäßigen Krafteinwirkung ausgesetzt war. Es hätte also keinen Grund gegeben, warum die Fruchtblase an dieser Stelle hätte reißen sollen.

Diese Fehlbildung hat etwa jede 100. Plazenta und in der Regel weiß man das vor der Geburt nicht, da es mit einem gewöhnlichen Ultraschallgerät gar nicht zu erkennen ist. Die Insertio velamentosa ist also fast immer ein Zufallsbefund nach der Geburt. Und das finde ich auch gut so, denn das Wissen darum würde sehr viel Angst in die Geburt bringen und damit das Risiko von Interventionen stark erhöhen.

Wir haben Fotos von der besonderen Plazenta gemacht. Ich habe ein Stückchen gegessen, d.h. mein Mann hat mir einen Smoothie zubereitet, der ein Stück rohe Plazenta enthielt. Damit möchte man Nachwehen lindern. Ob es was gebracht hat, kann ich nicht beurteilen, ich hatte jedenfalls welche. Den Rest hat er eingefroren. Vor der Geburt hatte ich geplant mit dieser Plazenta einen Leinwandabdruck mit Acrylfarbe zu machen. Das sieht dann bei normalen Plazenten aus wie der Lebensbaum. Wie das dann mit unserer behinderten aussieht, werden wir sehen. Danach soll sie im Garten unter einem Bäumchen begraben werden.

Übrigens habe ich die Frauenärztin bei der Nachuntersuchung gefragt, ob die großen Vitamin D Mengen eine Insertio velamentosa verursachen können. Das verneinte sie. Dafür gäbe es keine Ursache. Der Nabelschnuransatz sei reiner Zufall.

Ich bin unglaublich erleichtert, dass die permanent von mir gespürte Behinderung die Plazenta betraf und nicht meine Tochter, die im Gegensatz zu ihrem genetischen Zwilling eine wahre Schönheit ist. Sie hat einen wunderschönen, intelligenten, wachen Blick, lange geschwungene Wimpern und ein lausbübisches, begeistertes, freches Lachen.

Es erfüllt mich mit Ehrfurcht, wenn mir bewusst wird, wie viel wir Mütter intuitiv von unseren ungeborenen Kindern und ihren Schwestern auf Zeit wissen.

Joghurt-Waldbeer-Smoothie mit Plazenta

(Jennifer)

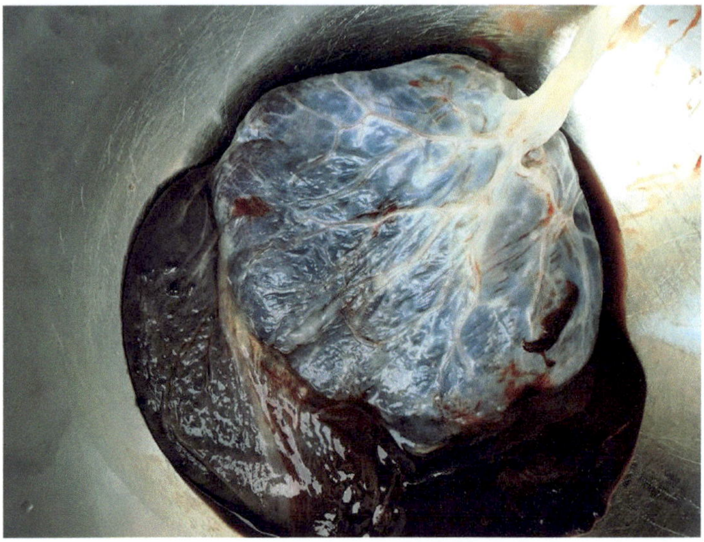

Plazenta, Quelle: Elisabeth Stanzl

Nach einer unkomplizierten (aber anstrengenden) Schwangerschaft und ca. 18 Stunden Wehen brachte ich im Juni 2013 bei mir zu Hause im Wohnzimmer in einem Geburtspool meine erste Tochter zur Welt. Betreut wurde ich während der Schwangerschaft und unter der Geburt von mehreren Hebammen (Anmerkung: Das Hebammensystem ist in England anders aufgestellt als in Deutschland. Ich konnte mir die Hebammen nicht selbst aussuchen, sie sind beim Krankenhaus angestellt und die Betreuung von Hausgeburten läuft nach einem Schichtsystem) und meiner Doula, außerdem war auch mein Mann anwesend. Ich hatte mit meiner Doula besprochen, dass ich die Plazentageburt gern natürlich ablaufen lassen wollte, d.h. ohne Zeitdruck, ziehen oder Spritze. Ganz wichtig war mir außerdem, dass die Nabelschnur erst nach dem Auspulsieren durchtrennt wurde. Dies alles hatte ich auch für die Hebammen schriftlich festgehalten. Meine Doula hatte ich außerdem darum gebeten, mir nach der Geburt einen Plazenta-Smoothie zuzubereiten. Ich wollte „irgendetwas" mit der Plazenta machen, konnte aber den Ideen Globuli, Tinktur oder Tabletten nicht viel abgewinnen. Meine Tochter hatte eine sehr kurze (30cm) Nabelschnur, dennoch schafften wir es einigermaßen bequem im Pool zu sitzen, bis sie auspulsiert hatte. Danach durchtrennte mein Mann die Nabelschnur. Auf der Couch habe ich meine Tochter zum ersten Mal an die Brust gelegt, in der Hoffnung damit die Plazenta "raus zu locken". Seit der Geburt waren etwa 45 Minuten vergangen. Nach dem ersten Stillen baten mich die Hebammen, aufzustehen und in die Hocke zu gehen. Ich gab meine Tochter an meinem Mann weiter, da die Plazenta nicht einfach so zu kommen schien. Nach weiteren Versuchen, sie durch in die Hocke gehen oder husten zu gebären, verlor ich ein etwa tellergroßes Blutgerinnsel. Leider wurden die Hebammen dann doch recht schnell etwas hektisch und überredeten mich dazu, der Gabe von Syntocinon zuzustimmen. Danach unterlagen wir, laut deren Protokoll, einem etwa fünfminütigen Zeitplan für die Geburt der Plazenta. Ich gab mein Einverständnis, dass die Gebärmutter von außen massiert werden durfte und die Hebammen zogen an der Nabelschnur. Da ich das alles recht schmerzhaft fand, nutzte ich Lachgas (in England frei zugänglich für Frauen unter der Geburt), um die Schmerzen zu betäuben. Nach ein paar hektischen und unschönen Minuten (meine Tochter weinte sehr, die Hebammen wollten aber nicht, dass ich sie zu mir nehme), kam dann auch endlich in einem Stück die Plazenta. Nachdem die Hebammen kontrolliert hatten, dass alles dran ist, bereitete meine Doula mir aus einem etwa daumengroßen Stück der Plazenta mit Joghurt und Waldbeeren einen Smoothie zu. Den Rest der Plazenta haben die Hebammen entsorgt. Von dem Smoothie habe ich dann gleich getrunken, eine zweite Portion haben wir im Kühlschrank bis zum nächsten Tag aufbewahrt. Im Rückblick denke ich, dass mir der Smoothie dabei geholfen hat, nach der Aufregung der Geburt und dem plötzlichen Blutverlust durch das große Gerinnsel wieder zu Kräften zu kommen. Geschmeckt hat der Smoothie übrigens wie ein ganz normaler Obstsmoothie.

Nach der ruhigen, selbstbestimmten Geburt meines Babys war die Hektik und Panik der Plazentageburt für mich ein harter Brocken. Ich wünsche mir sehnlichst, die Hebammen hätten mich nicht so unter Druck gesetzt und mir und meinem Körper mehr Zeit und sanfte Unterstützung gegeben. Nach wie vor fühle ich mich zu meiner Zustimmung zu der Syntocinon-Spritze überredet und nicht überzeugt. Ich war nicht in der Lage, wirklich eine informierte Entscheidung zu treffen. Vor allem bereue ich, nicht darauf bestanden zu haben, meine Tochter bei mir zu haben. Sie so sehr schreien zu hören, nur wenige Stunden alt, war für mich sehr schwer. Auch für meinen Mann war dies kein schöner Beginn seiner Vaterschaft.

Mit diesen Gefühlen noch immer im Kopf suchte ich mir im Januar 2016 eine freie Hebammenpraxis, als ich erfuhr, dass ich mit meinem zweiten Kind schwanger war. Die freien Hebammen arbeiten freiberuflich und unabhängig vom Krankenhaus und unterstehen demnach nicht den Krankenhaus-Protokollen und Regularien. Wie auch die erste, war die zweite Schwangerschaft medizinisch unkompliziert, aber geprägt von Übelkeit, Unwohlsein und starker Müdigkeit. Ich erlebte diese Schwangerschaft viel bewusster, bereitete mich noch gezielter auf die Geburt vor, richtete das Gästezimmer als mein Geburtszimmer her. Als totales Kontrastprogramm zu ihrer großen Schwester, kam meine zweite Tochter nach nur ca. 90 Minuten und 30 Wehen auf dem Gästebett auf die Welt, drei Minuten nach Ankunft meiner Hebamme. Ich hatte wieder eine Wassergeburt geplant, aber es blieb keine Zeit, den Pool zu befüllen. Auch mein zweites Baby fand sofort zur Brust und sie trank das erste Mal noch bevor die Nabelschnur durchtrennt war. Dieses Mal war die Nabelschnur länger und wir kuschelten einige Zeit auf dem Gästebett, sie trank immer wieder ein bisschen. Die Nachwehen setzten ein und die Hebamme fragte, ob wir bereit wären, die Nabelschnur durchzuschneiden. Diese Aufgabe übernahm wieder mein Mann. Ich wünschte mir so sehr, dass die Plazenta einfach kommen würde, seit der Geburt waren schon ein paar Stunden vergangen. Mein Mann nahm wieder die Kleine (die Große hatte mittlerweile auch Hallo gesagt und war wieder ins Bett gekrabbelt). Die Hebamme überprüfte die Größe meiner sich zurückbildenden Gebärmutter und war zuversichtlich, dass die Plazenta bald kommen würde. Ich ging von dem Gästebett über einer Rührschüssel in die

Hocke, aber nichts tat sich. Meine Hebamme ermutigte mich, ruhig zu bleiben und schlug vor, dass ich zur Toilette gehe, um meine Blase zu leeren. Es half nichts. Ich ging duschen, mit der Nabelschnur noch immer zwischen meinen Beinen. Auch das brachte nichts. Die Hebamme fühlte noch einmal nach meiner Gebärmutter und zog sanft an der Nabelschnur, aber die Plazenta machte keinerlei Anstalten, heraus kommen zu wollen. Langsam wurde mir die ganze Sache etwas unbequem, die Nachwehen schmerzten sehr und ich spürte ungeheuren Druck auf mein Rektum. Meine Hoffnung auf eine natürliche Plazentageburt schwand dahin. Meine Hebamme bat ihre Kollegin zu kommen und zu dritt beschlossen wir (dieses Mal war es wirklich meine Entscheidung), dass ich die Syntocinon-Spritze bekommen sollte. Auch das Lachgas wurde wieder gebracht, um die Gebärmuttermassage und das Ziehen an der Nabelschnur weniger unangenehm zu machen. Es half alles nichts. Ich lief herum, ich stillte mein Baby, ich ging häufig zur Toilette, aber die Plazenta kam nicht. Die Schmerzen in meinem Po wurden immer stärker und ich hatte keine Lust mehr. Nach Beratung mit den Hebammen und meinem Mann stimmte ich zu, dass ein Krankenwagen gerufen wurde, um mich (und mein Baby) ins Krankenhaus zu bringen. Meine Hebammen wollten nicht noch mehr Kraft anwenden, um die Plazenta zu entfernen falls sich dahinter eine größere Menge Blut gestaut haben sollte. Wir waren uns alle einig, dass es in diesem Fall besser wäre, wenn ich im Krankenhaus sei. Mein Mann blieb mit der Großen zu Hause, aber meine Hebamme kam mit mir ins Krankenhaus. Dort durfte sie zwar nicht medizinisch tätig werden, aber sie stand mir wie eine Doula zur Seite. Auf der Entbindungsstation untersuchte mich eine Krankenhaushebamme, massierte meine Gebärmutter, zog an der Nabelschnur (auch dort gab es Lachgas). Nichts tat sich. Ein Gynäkologe kam dazu und eine manuelle Entfernung der Plazenta wurde immer wahrscheinlicher. Nachdem auch der Arzt keinen Erfolg hatte, die Plazenta ohne Eingriff auf die Welt zu bringen, wurde ich für den Operationssaal vorbereitet. Ich war sehr müde, mein Unterleib schmerzte immer noch, und ich wollte einfach diese Geburt abschließen. Dennoch stellte ich drei Bedingungen: 1. Mein Baby weicht nicht von meiner Seite, 2. meine Hebamme kommt mit in den OP und 3. ich lasse mir nicht den Bauch aufschneiden. Überraschender Weise stimmte das Krankenhauspersonal zu und in den frühen Morgenstunden (etwa sechs Stunden nach der Geburt meines Babys) wurde die Plazenta manuell entfernt. Der Eingriff selbst verlief komplett komplikationslos, ich fühlte mich von dem Gynäkologen und seinem Team gut betreut. Meine Tochter verschlief das ganze Theater in einem Krankenhausbettchen direkt neben mir. Ich hatte eigentlich vorgehabt, wieder einen Plazentasmoothie zu machen, aber durch die Medikamente, die während des Eingriffs benutzt wurden, war dies nicht möglich und die Plazenta wurde vom Krankenhaus entsorgt.

Ich war enttäuscht, dass es schon wieder die "Nachgeburt" war, die meinen Traum von einer kuschligen Hausgeburt hatte platzen lassen. Dennoch war meine zweite Plazentageburt weniger traumatisch als die erste. Es gab keine Hektik, keine Panik und ich konnte bestimmen, was passiert. Dafür bin ich meinen Hebammen unendlich dankbar. Und obwohl der Krankenhausaufenthalt frustrierend war und langwierig schien (ich wurde am selben Tag noch entlassen), hatte ich viele Stunden Zeit, mir darüber klar zu werden, dass ich gerade ein Kind bekommen hatte. Durch die schnelle Geburt erschien alles wie ein Traum und ich brauchte eine Weile, bis ich wirklich verarbeitet hatte, was da passiert war.

Als ich meine Hebammen fragte, warum die Plazenta nicht kommen wollte (der Gynäkologe diagnostizierte, dass sie halb noch in der Gebärmutter, halb durch den Muttermund in meiner Vagina hing - das übte den Druck auf mein Rektum aus), nannten sie die schnelle Geburt und meine extrem effizient kontraktierende Gebärmutter als mögliche Gründe. Aber man weiß es natürlich nicht. It's just one of those things...

Für die Zukunft und für alle werdenden Mütter wünsche ich mir, dass die Plazentageburt nicht mehr wie ein PS, ein Nachgedanke, eben die "Nachgeburt" behandelt wird, sondern in die Planung der Geburt mit einbezogen wird. Die Wünsche und Vorstellungen der Frau sind zu diesem Zeitpunkt immer noch genauso wichtig wie unter der Geburt des Kindes. Es ist nicht egal, wie unsere Plazenten geboren werden!

Verbindung mit Herz

(Elaria)

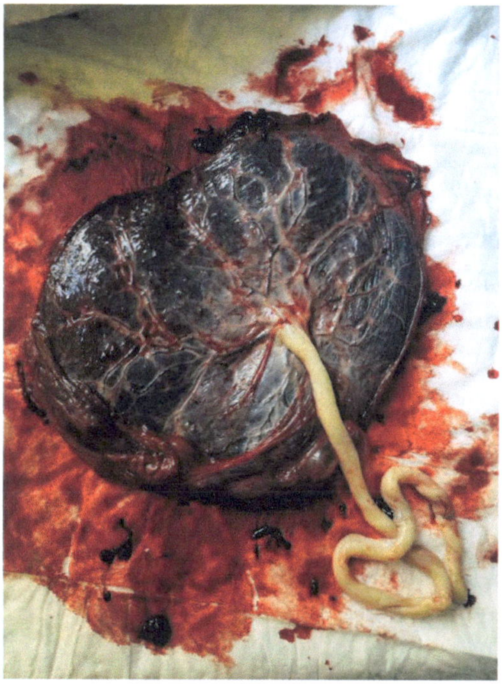

Plazenta, Quelle: Maria Backhaus

Schon während der Schwangerschaft hatte ich mich mit der Plazenta beschäftigt. Ich las u.a. das Buch „Heilmittel aus Plazenta" und wollte auf gar keinen Fall, dass sie weggeworfen wird wie das wohl in so manchen Krankenhäusern üblich ist. Zum Glück traf ich die richtigen Menschen, Hebammen und Doulas. Die Geburt meines ersten Kindes sollte im Geburtshaus stattfinden. Ich war schon einige Tage über dem Termin und wir fuhren mehrmals ins Krankenhaus, um nachschauen zu lassen, ob alles in Ordnung ist. Jetzt im Nachhinein würde ich das nicht mehr tun, denn jeder Arzt sagte etwas anderes. An einem Tag hieß es, die Plazenta versorge das Kind nicht mehr ausreichend, zwei Tage später war alles wieder gut! Schließlich konnte die Geburt dank Hebammentricks (heiße Badewanne, scharfes Essen und Sex) ohne weitere Einleitung losgehen und auch im Geburtshaus stattfinden. Es gab sehr schöne Momente in der Badewanne bei Kerzenschein, aber es dauerte auch recht lange, da das Kind - wie sich herausstellte - eine Sternguckerin war und die Austreibungsphase nicht zu enden schien. Als die Hebamme verkündete, dass wir ins Krankenhaus fahren würden, wenn es nicht bald weitergehen würde, gab ich nochmal meine ganze Kraft und gebar meine Tochter keine fünf Minuten später. Die Hebamme legte sie mir in den Arm, sie schaute mich an und wir ließen die Nabelschnur auspulsieren, ehe die Hebamme sie durchtrennte. Die Geburt der Plazenta war dann nicht weiter schwer. Wir legten sie in eine Schüssel und schauten sie uns gemeinsam an. Ich empfand schon irgendwie einen ganz leichten Ekel, aber auch Bewunderung für diesen wunderschönen Mutterkuchen mit seiner glänzenden Oberfläche und der baumartigen Struktur. Sie wurde noch im Geburtshaus eingefroren und wir nahmen sie mit nach Hause. Später machte ich mir auf Anraten einer Freundin ein Plazenta-Pulver zur Stärkung, das nach meinem Empfinden auch gut wirkte. Außerdem verrieb ich ein kleines Stück zu einer homöopathischen Arznei. Das ist wirklich ein wunderbarer Prozess, bei dem ich die Geburt noch mal durchlebte! Den Rest vergruben wir in einem Ritual unter einem Baum im Wald.

Beim zweiten Kind lag die Plazenta vorne und das Kind lange quer, so dass ich schon befürchtete, keine Hausgeburt machen zu können. Aber nachdem ich mit dem Kind im Bauch geredet hatte, ging alles gut und einer friedlichen Geburt zu Hause stand nichts mehr im Weg. Es wurde ein richtiges Geburtsfest! Die Geburt kam mir im Nachhinein so leicht und schnell und kraftvoll vor! Wir ließen uns mit dem Abnabeln wieder Zeit. Nachdem mein Sohn da war, nuckelte er an meiner Brust. Bei beiden Kindern war die Nabelschnur ziemlich kurz, so dass es recht schwierig war, das Kind so hoch zu halten. Auch hier war die Geburt der Plazenta angenehm und weich. Wir schauten sie uns wieder ausführlich an, diesmal empfand ich vor allem Stolz und Freude. In der Nabelschnur war auch eine Verdickung, die wie ein Herz aussah! Voll schön! Die Hebamme bot mir außerdem ein Stück zum Probieren an und ich kostete davon! Es schmeckte nach rohem Fleisch und hatte viel Kraft in sich. Wir froren die Plazenta ein, ein Stück verrieb ich auch wieder homöopathisch. Bevor wir den Rest bei einem Ritual später zum gleichen Baum im Wald brachten, machte ich noch einen Abdruck mit Farbe, um die schöne Baumstruktur festzuhalten.

Für mich war die Plazenta immer etwas Heiliges, das dazu gehört, es komplett macht. Die Geschichten aus den Krankenhäusern haben mich immer erschreckt. Beim Verarbeiten und Anschauen hatte ich immer größten Respekt und empfand eine tiefe Würdigung ihrer Funktion. Ich finde auch das Bild des Baumes, der mein Kind im Bauch beschützt, so wunderschön! Für meinen Schwangerschaftsaltar malte ich auch ein Bild dazu. Noch heute verwende ich das homöopathische Mittel aus den beiden Plazenten für meine Kinder, wenn sie krank sind oder Übergänge durchleben wie beispielsweise den Schulstart! So profitieren sie nach wie vor von der Begleitung ihrer Plazenta!

Bunte Ballons

(Judith)

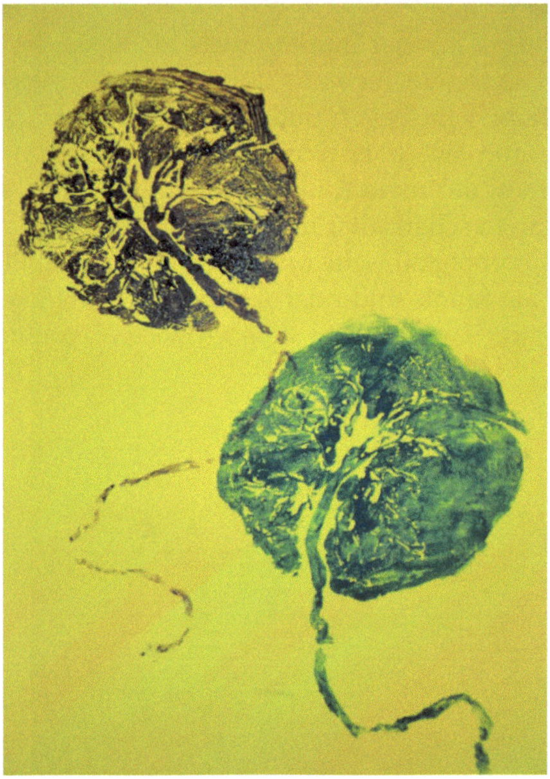

Plazentadruck, Quelle: Familie Moser

Manchmal betrachte ich das Bild, diese zwei bunten Ballons, im Vorbeigehen, lasse die Farben auf mich wirken - das beruhigende Blau, das satte Lila, das schreiende Gelb. Dann schaue ich die feinen und die starken Linien entlang und erinnere mich, dass es Adern sind, die mein Blut zum meinem

Fleisch und Blut transportiert haben. Das Bild ist der Abdruck meiner Plazenta von der Geburt meines zweiten Kindes.

„Wie ein Telefonkabel“, sagte die Hebamme, als sie die Nabelschnur sah, die zu dem Organ führte. Ganz weich glitt alles nach der langen und unaufgeregten Geburt meines Sohnes aus mir heraus: "Kommt die Plazenta schon?", fragte ich die Hebamme. "Hmmm, ich glaube nicht... oh doch!"

Später bat ich meinen Mann, mir den Mutterkuchen zu zeigen. Er hob die Schale von unserem Couchtisch und hielt mir die Plazenta hin. Groß, rot und fleischig war sie. Wow! Jetzt noch wartet sie im Tiefkühler darauf, einmal unter einen Baum gepflanzt zu werden. Flieder fände ich schön, oder unter einer Kastanie. Zwei Abdrücke der gleichen Plazenta sind auf dem Bild zu sehen, in konträren Farben. Für meine beiden Kinder. Meine Ying-Yang-Kinder.

Die Plazenta, die damals mein erstes Kind versorgt hat, hätte ich auch gerne betrachtet. Doch, es sollte nicht sein, ein Notkaiserschnitt lässt keinen Raum für Organinspektionen seitens der Mutter. Ich weiß nur so viel über sie: Schon unter Schock rief ich meinem Mann am Weg in den OP zu: "Vergiss nicht, die sollen was rausschneiden für die Plazentaglobuli." Und laut Mutter-Kind-Pass-Vermerk, dass der Nabelschnur-PH-Wert äußerst gut war, was darauf hindeutet, dass es dem Kind unter der Geburt nicht schlecht ging. Das wichtigste: Sie hat mein Kind viele Monate hinweg versorgt, dieses Leben mitentstehen lassen, das ich sehr liebe.

Ich sehe den Abdruck an, jetzt ganz bewusst. Die Linien sind wie Biegungen des Lebens, die verworrenen oder ganz klaren Wege, die wir gehen. Manchmal grell. Manchmal sanft. Hoffentlich immer mit viel Liebe.

Heilung darf geschehen

(Kathrin)

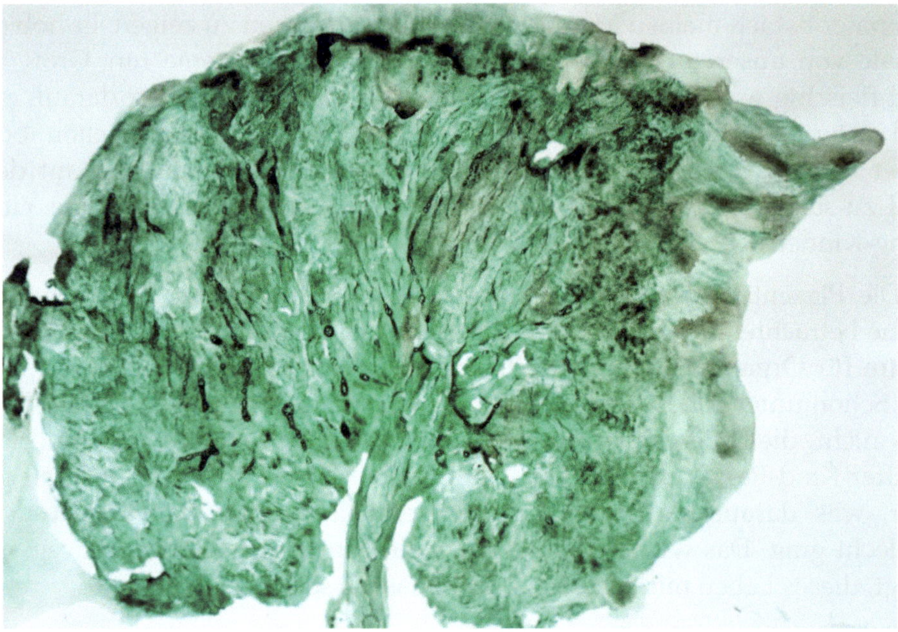

Plazentadruck, Quelle: Familie Moser

Bei meiner Ausbildungsreihe beim Verein Atman (Wien), konnte ich Kontakt mit meiner Geburt bekommen. Durch liebevolles und achtsames Hinbegleiten zu diesem doch sehr emotionalem Thema gelang es mir, meine Geburt auf verschiedene Arten wieder zu durchleben. Einerseits konnte ich Belastendes in einer intimen Gruppe mit Mutter, Vater- und Hebammenfigur aus mir herauslassen und integrieren, andererseits diese Erfahrungen überschreiben und eine positive Geburtserfahrung erleben. Durch das tiefe Beschäftigen des eigenen Geburtsthemas, sind der Körper und alle Körper-

und Zellerinnerungen wach und viele der alten, belastenden und im Körper gefangenen Empfindungen und Emotionen können in dieser vertrauensvollen Umgebung losgelassen werden, denn unser Zellgedächtnis hat sie alle gespeichert. Es brauchte mehrere Settings, um all die verschiedenen Aspekte meiner Geburt, die mich geprägt haben, positiv zu integrieren. Und fertig bin ich wohl nie!

Das für mich wohl schönste Erlebnis war, als ich bei einer Geburtsregression die Erfahrung machte, alleine, ganz alleine für mich in meiner Zeit, mit meiner Kraft und dennoch verbunden mit meiner Mutter, geboren zu werden. Dieses Gefühl „ich hab s geschafft", trägt mich nach wie vor durch mein Leben und färbt mein Leben, gerade in schwierigen Situationen positiv.

Bei meinem damaligen Ausbildungsprojekt zur Leiterin dieser Geburtsseminare konnte ich nochmals meine Erfahrungen als Eizelle und Samenzelle bei einer liebevollen begleiteten Eizellenreise bzw. Samenzellenreise kennenlernen und erinnern. Trotz viel Wissens über dieses Thema erstaunt es mich immer wieder, Zusammenhänge aus meinem Leben mit den erinnerten Inhalten von meinem frühen Dasein zu erkennen und einige wesentliche Charakterzüge zu verstehen.

So wissen alle, die mich kennen, dass mir vieles, was mir wichtig ist, zu langsam geht und ich immer wieder mich und andere in bestimmten Bereichen antreibe, als ob es sonst zu spät sein könnte, was mir den Namen "Stressi" verliehen hat. Ich konnte zwar mit Hilfe des Atems schon zu mehr Gelassenheit kommen, aber das richtige Aha-Erlebnis hatte ich bei meiner Eizellenreise. Denn als solche musste ich wohl jahrelang ungeduldig darauf warten, bis meine Mutter doch einen Eisprung hatte. Sie wusste von den Ärzten, dass sie aufgrund ihrer hormonellen Probleme keinen Eisprung habe und somit keine Kinder bekommen könne. Doch in einer sehr lustvollen Vereinigung mit meinem Vater, die ich auch nachspüren konnte, war es dann trotzdem soweit. Mit diesem Bewusstsein meiner Mutter, fühlte ich mich daher als Eizelle von der weibliche Seite lange nicht beachtet. Als nun endlich ein Spermiumgeschwader auf mich zukam, frohlockte ich förmlich, denn endlich hatte ich das Gefühl, gesehen zu werden. Erst das „Männliche" sieht mich! Dieser Glaubenssatz zog sich lange durch mein Leben.

Erst als ich von der Plazenta getrennt wurde, ab dem Schnitt, der für mich nicht sehr schlimm war, fehlte mir etwas. Vorher lebte ich in völligem Selbstverständnis mit meiner Plazenta, als ein Teil von mir, wahrgenommen wie ein Körperteil von mir. Danach dachte ich mir, wie ein Kind, dass sie sich wohl versteckt hat und ich wollte sie suchen. Ich konnte sie aber nicht finden. Darüber war ich sehr enttäuscht, ich konnte nicht verstehen, wohin sie gekommen war. Für mich war klar, sie musste noch irgendwo sein, ich musste nur nach ihr suchen. Bei dieser Regression wurde mir bewusst, dass ich mir diesen Satz zum Glaubenssatz gemacht hatte. Ein Ziel für mich in meinem Leben war die Suche nach jemandem, der für mich verantwortlich war, mich umsorgte und sich um mich kümmerte. Diese Plazentaaufgabe stülpte ich meinem Mann über. Während der Regression war es mir möglich, diese Verwechslung und den Schmerz des Abschiedes von meiner Plazenta zu spüren und loszulassen. Ein neues, mir bis dahin unbekanntes Gefühl von Selbstverständnis darüber, dass nur ich für mich und meine Wünsche, Sehnsüchte, Bedürfnisse verantwortlich bin, trage ich seitdem in mir. Rein körperlich war meine Plazenta schon seit 37 Jahren weg. In meinem Unterbewusstsein habe ich die Suche nach ihr aber weitergelebt. Es war sehr ernüchternd, dennoch aber zum Erwachsenwerden ein wichtiger Schritt. Die Verantwortung rückte an den richtigen Platz und entlastete einige.

Von Ahorn bis Esche

(Angelika)

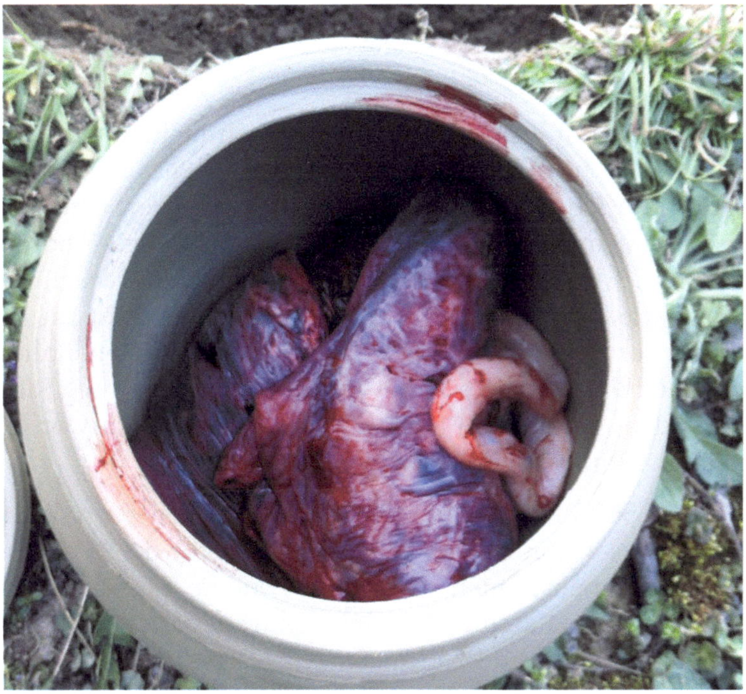

Plazentabestattung, Quelle: Angelika

Schon in meiner ersten Schwangerschaft, ich bin Mutter von vier Kindern, interessierte mich, welche Bräuche es rund um die Geburt eines Kindes gibt. Besonders faszinierend fand ich immer die Geschichte meiner Großmutter, die zur Geburt meines Vaters und seiner Zwillingsschwester einen Nussbaum gepflanzt hatte. Als Kind kam mir der Baum nicht so groß vor, doch als ich selber ein Kind erwartete, war der Baum bereits sehr mächtig.

Unser erstes Kind kam sechs Wochen zu früh zur Welt, die Geburt fand im Krankenhaus statt und war nicht so umwerfend. Ich fühlte mich ausgeliefert und wenig unterstützt. Natürlich waren wir sehr glücklich, ein gesundes Kind zu haben und wollten unbedingt die Plazenta mit heimnehmen. Wir hatten vor, einen Baum zu pflanzen. Es war das erste Mal, dass ich eine Plazenta sah. Die Hebamme zeigte sie uns bereitwillig und erklärte uns einiges.

Als wir mit unserem Kind heimkamen, bat ich meinen Mann, der Keramiker ist, ein Gefäß zu machen, damit wir die Plazenta begraben konnten. Zur Geburt bekam ich von guten Freunden einen Ahornbaum geschenkt. Das Geburtsdatum meines Erstgeborenen entspricht dem Ahorn im keltischen Baumkreis. Mein Mann töpferte ein Gefäß mit Deckel, welches er kunstvoll verzierte, aber roh ließ (d.h. er brannte es nicht im Brennofen, sondern ließ es nur trocknen), damit es in der Erde schnell zerfallen konnte. Einige Tage nach der Geburt führten wir ein selbsterdachtes Ritual durch und pflanzten den Ahornbaum auf die Plazenta. Für mich war die Geburt erst nach diesem Ritual abgeschlossen.

Unser zweiter Sohn kam im heimischen Schlafzimmer zur Welt, die Geburt war besonders schön und er erblickte das Licht der Welt gleichzeitig mit den ersten Sonnenstrahlen des anbrechenden Tages. Die Hebamme wollte, dass die Plazenta sofort nach der Geburt geboren wird und drückte auf meinem Bauch herum und zog an der Nabelschnur. Das empfand ich als schmerzhaft und unangenehm. Nach 15 Minuten wurde auch diese Plazenta ohne Probleme geboren. Wir bekamen eine Glyzinie (Blauregen) zur Geburt geschenkt und so pflanzten wieder einen kleinen Strauch auf die Plazenta.

Als ich mein drittes Kind erwartete, wollte ich auch einen Geburtsbaum aus dem keltischen Baumkreis pflanzen. Die Hausgeburt meiner Tochter war sehr schön und selbstbestimmt. Nach der Geburt fühlte ich plötzlich, dass etwas nicht stimmte. Schwallartig kam mehr Blut, als nach den anderen Geburten. Die Plazenta wurde zwar rasch geboren, aber ich blutete weiterhin so stark, dass ich ins Krankenhaus musste. Wir legten die Plazenta in eine Plastikschüssel und nahmen sie mit ins Krankenhaus. Sie wurde von einigen Ärzten und Hebammen auf Vollständigkeit überprüft und es wurde auch bei mir keine innerliche Verletzung gefunden. Die Blutung stoppte auf dem Weg ins Krankenhaus nach der Gabe von Medikamenten. Mein Mann nahm die Plazenta wieder mit heim, während ich mit meiner Tochter zur Beobachtung eine Nacht im Krankenhaus verbrachte.

Der Baum, den wir für unsere Tochter pflanzten, war eine Haselnuss und ihr Name bedeutet „Haselnüsschen". So ein Zufall.

Einige Jahre später wurde ich noch einmal schwanger. Wieder war klar, dass wir zur Geburt einen Baum auf die Plazenta pflanzen würden. Diese Schwangerschaft ist mir besonders eindrücklich in Erinnerung geblieben, denn nachdem ich schon über 35 Jahre alt war, galt ich als Spätgebärende und hatte Anspruch auf kostenlose Zusatzuntersuchungen, wobei mich persönlich solche Informationen und Empfehlungen eher verunsichern. Aber seit meiner letzten Schwangerschaft hatte sich einiges geändert und frau muss gewisse Erklärungen unterschreiben, damit der Arzt im Falle einer Behinderung des Kindes, keine Haftung übernimmt, weil die Mutter über die Möglichkeit einer Abtreibung informiert wurde.

Bei einer Untersuchung hörte ich auch zum ersten Mal, dass meine Plazenta leicht verkalkt ist. Die Geburt unseres vierten Kindes war wegen der Komplikationen nach der dritten Geburt im Krankenhaus geplant. Da ich auf Grund der negativen Erfahrungen bei meiner ersten Krankenhausgeburt einige Dinge klären wollte, führten mein Mann und ich ein Gespräch mit dem Primar und der leitenden Hebamme. Zur Sprache kam unter anderem auch, dass ich die Plazenta mit heim nehmen wollte.

Daraufhin sagte der Primar ganz entrüstet: "Das geht auf keinen Fall, die Plazenta ist Eigentum des Staates Österreich!" Die leitende Hebamme sagte sofort: "Hr. Primar, wir haben neue Formulare der KAGES, die Frau muss nur unterschreiben, dann können wir die Plazenta mitgeben." Da erklärte sich der Primar einverstanden und so „durfte" ich meine Plazenta doch mitnehmen, um einen Eschenbaum auf ihr zu pflanzen.

Synthetisches Oxytocin? Nicht mit mir!

(Simone)

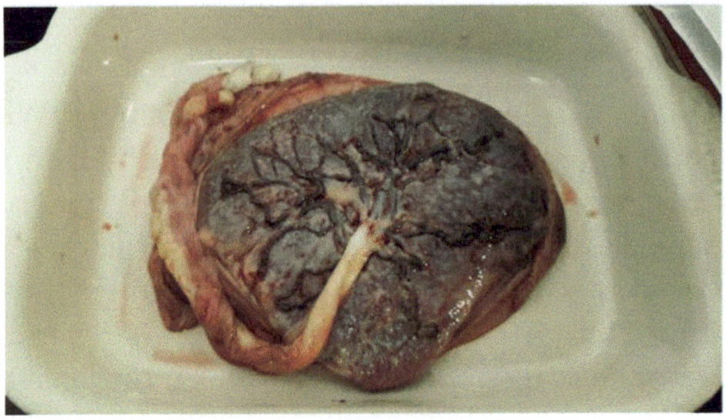

Plazenta, Quelle: Gabriela Raiser

Die geplante Hausgeburt wurde in den letzten Stunden ins Krankenhaus verlegt, weil meine Hebamme meinte, abfallende Herztöne beim Kind gehört zu haben. Sie übergab mich im Krankenhaus den beiden diensthabenden Hebammen und knapp eine Stunde später wurde meine Tochter ohne Komplikationen geboren. Die Geburt verlief super. Gestört und verwundert hat mich aber, dass fünf Minuten nach der Geburt eine der Hebammen sagte, dass sie mir Oxytocin spritzen würde, wenn jetzt nicht gleich die Plazenta rauskäme. Ich fragte, warum das notwendig wäre und dass es einfach noch Zeit brauchen würde, dann käme die Plazenta schon von alleine. Die Hebamme antwortete, dass sie gleich Schichtende hat und nach Hause will. Ich konnte es kaum glauben, dass sie das ernst meinte und sagte, dass ich auf keinen Fall diese Spritzen will und ob nach ihrer Schicht nicht eine andere Kollegin weitermachen könne. Da haben sie wohl verstanden, dass es mir ernst war und ich es wirklich nicht will. Mein Partner stand daneben und ist Zeuge. Fünf Minuten vor sechs Uhr und kurz vor ihrem Schichtende, eine halbe Stunde nach der Geburt meiner Tochter zog die Hebamme einige Male an der Nabelschnur, drückte leicht auf meinen Unterleib und dann kam die Plazenta tatsächlich raus. Ich war sehr erleichtert!

Ich wollte sie sehen und sie zeigten sie mir. Sagten, es seien einige Verkalkungen zu sehen, und dass sie eine zierliche Plazenta sei, ganz so wie mein Kind, das 2770g wog und 48cm groß war. Ich fand sie aber gar nicht so klein, habe aber keine Vergleiche. Ich bat darum, sie aufzubewahren, da ich sie später mitnehmen wollte. Das war kein Problem, das kannten sie schon. Sie würden sie in den Kühlschrank auf der Station legen und ich könne sie später mitnehmen.

Ich habe große Achtung davor, was die Plazenta leistet. Ich kannte vor der Schwangerschaft überhaupt nichts davon, habe mich noch nie damit beschäftigt oder etwas davon gehört. Erst in Mütterforen im Internet über natürliche Geburt habe ich Fotos davon gesehen und darüber gelesen. Erst war ich etwas ängstlich, mir die blutigen Fotos anzusehen, weil ich bin seit langem Veganerin bin und nicht daran gewöhnt, so etwas zu sehen. Ich habe mich aber ganz schnell daran gewöhnt und fand es schön, dass man damit zum Beispiel Bilder machen kann, sie als Medizin benutzen oder etwas darauf pflanzen kann. Das hat mich wieder verbunden mit den Geschichten und Themen über Frauenkraft, mit denen ich mich vor 20 Jahren als junge Frau sehr beschäftigt habe. Ich habe kurz überlegt, wie es wäre, ein Stück davon zu essen, aber das ist für mich ausgeschlossen. Ich finde es aber toll, wenn andere Frauen das können und machen.

Ich habe die Plazenta aufheben lassen und mein Freund hat sie später im Krankenhaus abgeholt, da wir sie bei der Entlassung vergessen hatten. Jetzt liegt sie in einer Plastikdose im Gefrierfach und wartet auf einen Einsatz. Wahrscheinlich werden wir sie im Garten vergraben und einen Baum oder Gemüse darauf pflanzen, wenn es wieder wärmer ist. Ich finde es einfach toll, sie nochmal zu sehen. Bei der Geburt war es ja nur kurz und in einem anderen Zustand. Das ist einmalig. Ich weiß nicht, ob ich nochmal ein Kind bekommen werde, deshalb würde ich es sehr schade finden, sie nicht gesehen zu haben und dass sie einfach im Müll entsorgt worden wäre.

Leider habe ich vergessen, die Nabelschnur aufheben zu lassen. Ich wollte nämlich eine Schnur oder ein Amulett daraus machen, also sie trocknen und aufheben.

Plazentagespräche

(Karina)

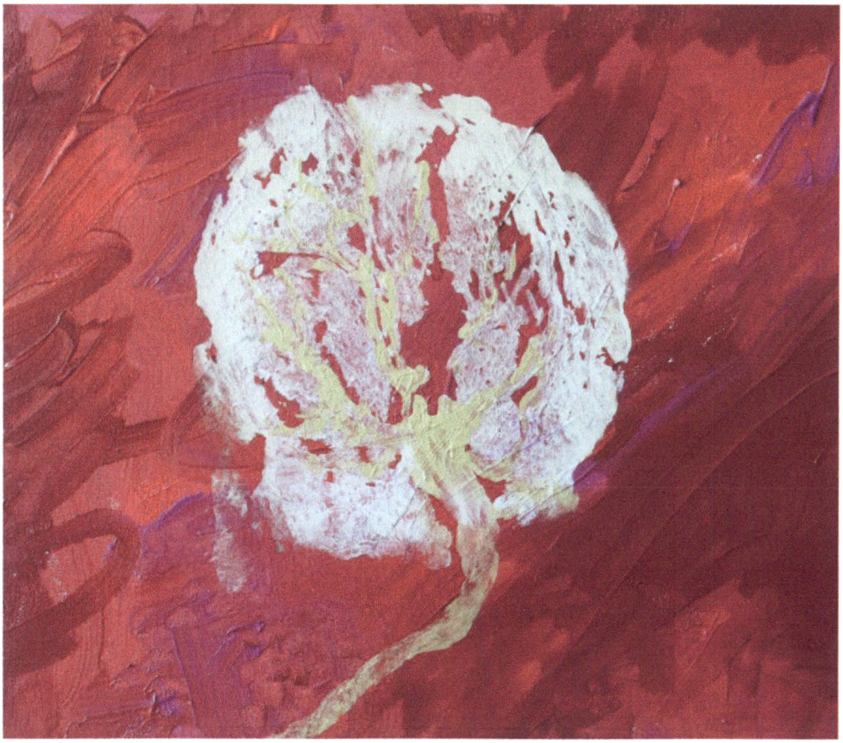

Plazentadruck, Quelle: Karina

Jede Schwangerschaft bringt gewisse Ängste und Befürchtungen mit sich. Wo auch immer sie her kommen, sie wollen auf alle Fälle beachtet und gesehen werden. Sie näher zu betrachten und ihnen Raum zu geben lässt Heilung auf tieferen Ebenen zu.

Warum sich aber dieses Mal gerade eine Plazenta-Angst bei mir meldete, wusste ich bis vor ein paar Tagen noch nicht. Sie war auf einmal da, der Gedanke daran, was ist, wenn sich die Plazenta nicht löst? Ich bin dieser Frage nicht näher nachgegangen, wollte die Angst nicht noch mehr schüren. Doch ich habe sie Wegweiser sein lassen. Ich hab den Gedanken und meinen Gefühlen einfach Raum gegeben. Sie beachtet, aber ihnen auch nicht zu viel Bedeutung eingeräumt. Und so fiel mir genau im richtigen Moment das Buch „Die Meisterin der Geburt“ in die Hand. Es liegt bei mir im Badezimmer und immer wenn ich Gelegenheit und Lust darauf habe, nehme ich es zur Hand und lasse mich inspirieren von ihren wertvollen Impulsen. So auch dieses Mal, als ich eines der letzten Kapitel aufschlug, in dem sie aufforderte: „Nimm mental zu deinem Körper Kontakt auf, frage einfach.“

Genau der richtige Impuls zur richtigen Zeit. Und so lauschte ich in meinen Körper und fragte meine Plazenta: „Was will mir die Angst sagen?“

Und es tauchte die letzte Geburt auf, eine Szene, der ich so kaum Beachtung geschenkt hatte in all dem Trubel. Aufgrund der Verlegung unseres Sohnes von zu Hause ins Spital, hatte die Plazenta ihre Zeit nicht bekommen, um in ihrem Tempo ihr Haus zu verlassen. Nein, sie musste schnell kommen, so dass ich gemeinsam mit unserem Sohn und ebenso schnell unsere Wohnung verlassen konnte. Eine stressvolle Erinnerung, die wohl mein Körper noch nicht vergessen hatte. Eine Erinnerung, die noch in meiner Gebärmutter lagerte und sich in dieser Angst bemerkbar machte. Wow, das war also der Schlüssel! Das war der Ursprung dieser Angst. Ein erstes Puzzleteil also in meiner Heilarbeit mit meiner Plazenta: Erinnerung.

Ein Weitergehen und Tieferschauen, schien notwendig, so spürte ich. So nahm ich diese Geschichte mit in meine Bindungsanalyse-Stunde mit der Bitte, genauer schauen zu wollen, tiefer einzutauchen in dieses Feld.

Und so zeigte sich mir der Mutterkuchen meines Babys, der ihm so nah und so vertraut ist. In den es sich einkuscheln und der es nicht nur physisch versorgt, sondern vor allem auch Geborgenheit schenkt. Die Plazenta zeigte sich mir in Form einer Glockenblume, sich öffnend und schließend und hatte eine Botschaft: „Ich sorge zuerst für mich.“

Ja, die Plazenta nahm und sie nimmt für sich. Etwas das mich im ersten Moment irritierte, ja fast empörte. „Hey und was ist mit meinem Baby?“, schoss es mir kurz durch den Kopf! Doch bei genauerer Betrachtung lag dieser Botschaft eine klare Weisheit zu Grunde, die ich so zuerst nicht sehen konnte. Ja, sie nimmt für sich und das ist gut so, das ist wichtig so. Denn das sie für sich nimmt, ist unabdingbar. Nur wenn sie für sich nimmt und für sich sorgt, kann sie für mein Baby sorgen. Aus dieser Erkenntnis wuchs auch ihre Kraft und sie wurde in meinem Bild immer größer, sie wuchs heran zur Sonnenblume. Und diese hatte eine weitere Botschaft: „Ich gehe, wenn das Baby geht!“.

Ja genau, eine Sonnenblume weiß und spürt, wann die Zeit reif ist. Sie weiß um ihre Aufgabe und sie weiß um ihren Zeit. So hat sie sich mir offenbart, eine Plazenta, so kraftvoll und stark wie eine Sonnenblume und gleichzeitig so zart und feinfühlig wie eine Glockenblume. Noch jetzt überkommt mich ganz ein warmes Gefühl, wenn ich an sie denke. Welch wertvollen Dienst sie leistet und welch mütterliches Gefühl sie ausstrahlt.

Und auch wenn es noch ein Weilchen dauert oder vielleicht sogar noch etwas braucht, um die alte Erinnerung ganz gehen zu lassen, so weiß ich doch darum, dass das Neue da ist. Dieses Vertrauen und diese Zuversicht, die Botschaften dieser Plazenta nehme ich nun mit in mein neues Bewusstsein. Lasse sie ankommen in meinem Körper. Ganz, so dass sich dieses Gefühl ausdehnen kann und mir und meinem Baby dienlich sein kann. Frei und offen für eine neue gute Erfahrung. All meine Liebe und Wertschätzung lasse ich zu ihr fließen und versorge sie so ebenfalls. Ein gemeinsames Wirken, ein gemeinsames Dienen für etwas Größeres.

Eine wundervolle Geburtsreise, die wir gemeinsam gehen. Dann, wenn die Zeit gekommen ist.

Cord burning

(Birgit)

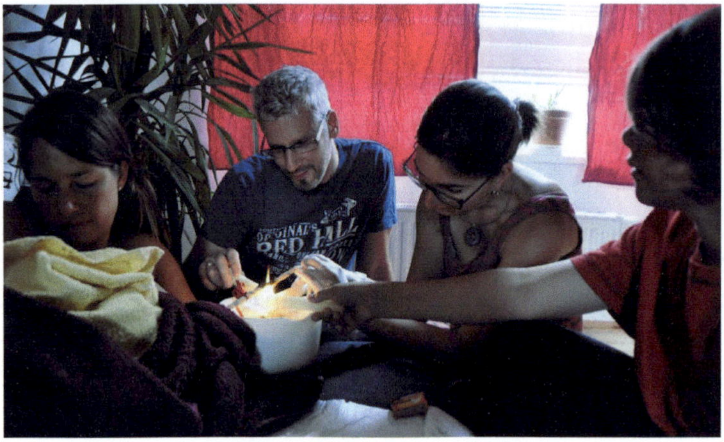

Cord Burning, Quelle: Birgit Vitek

Nach dem unvergesslich schmerzhaften, aber zugleich auch unvergesslich schönen Erlebnis "Geburt", war ich einfach nur froh, das überlebt zu haben und war voll auf meine Tochter fokussiert. Darum kann ich über die Nachgeburtsphase nur wenig berichten.

Ich weiß aber noch, wie wir gewartet haben, bis die Nabelschnur komplett auspulsiert war und ich sie erstmals berührt habe. Sie hat sich erstaunlich fest angefühlt, ganz unerwartet für mich. Fest und stark. Da wurde mir erst bewusst, wie wertvoll dieser "Strang" ist.

Das Durchbrennen selbst, hat für mein Empfinden lange gedauert. Es hat stark gerochen vom Verbrennen. Jetzt im Nachhinein war es ein bedeutender symbolischer Moment - jener, als meine Tochter und ich uns erstmals loslassen mussten. Die Plazenta war da ja auch schon geboren. Also war das eher mehr symbolisch. Ich empfinde nun auch Dankbarkeit dafür, dass sie mein Kind solange so gut ernährt hat. Was für mich auch sehr schön war, war, dass mein Mann und mein Sohn auch so miteingebunden waren. Alle waren versammelt - die ganze Familie, genau so wollte ich das auch.

Lotusgeburt

(Melanie)

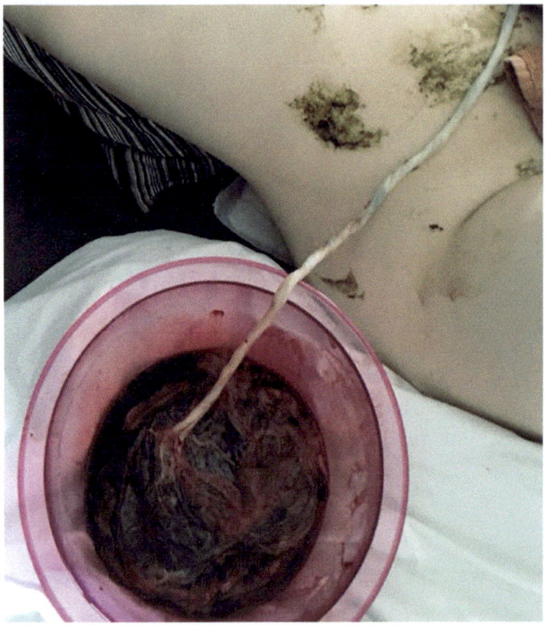

Plazenta, Quelle: Jessica Gubsch

So wie jede Mutter wollte ich unserem kleinen Mädchen den bestmöglichen Start ins Leben geben. Voller Freude habe ich mich auf die Geburt vorbereitet, dabei kam mir die Lotusgeburt wieder in Erinnerung, von der ich vor einigen Jahren gehört hatte. Der Gedanke, dass unsere Tochter ganz sanft und langsam in unsere Welt hineingeboren werden würde, gefiel mir. Da auch unsere Hebamme Karin offen für die Lotusgeburt war, stand unsere Entscheidung fest: Die Nabelschnur wird nicht durchtrennt!

Im Sommer, fünf Monate vor der Geburt, habe ich ein hübsches Gefäß aus Glas ausgesucht und mit verschieden hochwertigen Salzen befüllt. Wir waren viel in unserem Garten, wo es herrliche Blumen und Kräuter gibt. Immer wieder bin ich barfuß durch das Gras geschlendert und habe mich mit meinem Baby verbunden, während ich dort und da eine schöne Blüte oder ein Kräutchen gepflückt habe. Schließlich haben Rosen, Ringelblumen, Lavendel, Gänseblümchen, Gundelrebe und Rosmarin dem Salz einen angenehmen Duft verliehen. Ein paar Kristalle und eine hübsche Holzkugel, in die das Wort „Liebe" eingebrannt war, durften auch noch mit ins Glas hinein. Oft bin ich vor dem Lotussalz gestanden und habe von meinem Baby geträumt und mich auf die Geburt gefreut.

Im November war es dann soweit. Elisa erblickte im Kreise ihrer Liebsten das Licht der Welt. Glücklich und völlig fasziniert von diesem zarten Wesen lag ich auf dem Sofa, während Karin die Plazenta auf ihre Vollständigkeit überprüfte. Alles war in bester Ordnung! Elisa und ich durften eine Stunde nach der Geburt ein Kräuterbad nehmen. Die Plazenta wurde dabei in eine Rührschüssel gelegt und schaukelte an der Wasseroberfläche. Ich war völlig entspannt und schmerzfrei. Nach unserem Bad wurde die Plazenta auf einer Unterlage 24 Stunden ruhen gelassen. Sie war am Anfang ganz warm und weich. Am nächsten Tag fühlte sie sich kalt und gummiartig an. Nun kam das Salz zum ersten Mal zum Einsatz. Karin half mir, die Plazenta einzusalzen und in Mullwindeln zu wickeln. Dann wurde sie in eine hübsche Plazentatasche gelegt und durfte ganz nah bei Elisa liegen. Am Anfang war die Sache mit der Plazentatasche und dem Einsalzen noch schwierig für mich, doch schon bald waren wir geübt darin. Die Nabelschnur wurde immer trockener und sehr hart. Deshalb war besondere Achtsamkeit geboten. Ich hatte die Nabelschnur ständig im Auge und habe über Elisa gewacht. Denn ich wollte auf keinen Fall, dass sich Elisa verletzt. Wir waren fast ausschließlich im Bett. Elisa lag meist seitlich in meinen Armen. Ich konnte es kaum abwarten bis sich die Nabelschnur löste. Nach vier Tagen war es soweit, die Nabelschnur sprang mir plötzlich entgegen. Ich habe Elisa sofort auf meinen Bauch gelegt und hatte das Gefühl, sie jetzt zur Gänze empfangen zu haben. Mein Mann hat genau in diesem Moment zu uns geschaut, so als ob er gewusst hätte, dass der besondere Moment der Abnabelung gekommen sei.

Ich war voller Glücksgefühle, so als hätten wir noch einmal die Geburt vollbracht. Von daher finde ich den Namen Lotusgeburt sehr passend.

Die Vorteile, die der Lotusgeburt zugeschrieben werden, sind tatsächlich eingetreten. Elisa hatte kein Geburtsgewicht verloren und bekam keine Gelbsucht. Sie war völlig ausgeglichen und entspannt. Ich selbst war viel im Bett und hab uns beiden die Zeit gegeben, die wir damals brauchten. Ich würde es jederzeit wieder so machen!

Rechtliche Lage: Wem gehört die Plazenta?

Aus juristischer Sicht ist die mütterliche Seite der Plazenta Eigentum der Mutter. Sie darf entscheiden, was mit der Nachgeburt passieren soll. Auf Wunsch hat die Klinik der Mutter das Organ auszuhändigen. Besteht jedoch die medizinische Notwendigkeit, die Plazenta nachträglich zu untersuchen, kann der Mutter die Mitnahme verweigert werden.

Das Mitnehmen der Nachgeburt aus dem Krankenhaus scheint aus rechtlicher Sicht also kein Problem zu sein, auch wenn längst nicht alle involvierten Personen über diesen Umstand informiert zu sein scheinen. Immer wieder berichten Frauen, dass ihnen die Mitnahme der Plazenta verweigert wurde oder es zumindest heftiger Diskussionen bedurfte, um das Krankenhauspersonal zur Herausgabe der Nachgeburt zu bewegen.

Die Weltgesundheitsorganisation (WHO) äußert sich hinsichtlich des Umgangs mit der Nachgeburt nur äußerst zurückhaltend. Es werden lediglich allgemeine Hinweise zur „Entsorgung" der Plazenta gegeben: Die Plazenta ist auf „korrekte, sichere und kulturell angemessene Weise" zu entsorgen. Des Weiteren wird empfohlen, die Plazenta einzuäschern oder mit einem Mindestabstand von zehn Metern zur nächsten Wasserquelle in einer zwei Meter tiefen Grube zu vergraben (vgl. WHO 2015).

Ich will die Plazenta mitnehmen!

Du willst die Plazenta deines Kindes nicht als Müll im Abfall entsorgen? Dann ist die Hausgeburt mit Sicherheit ein Garant dafür, dass du auch tatsächlich im Besitz deiner Plazenta bleibst. Sprich mit deiner Hebamme ab, wann und ob die Nabelschnur durchtrennt werden soll. Möchtest du die Nabelschnur durchschneiden oder soll sie durchgebrannt werden? Möchtest du, dass der Nabelschnurrest mit einer Klemme versorgt wird, oder soll ein hübsches Bändchen den Bauch deines Babys verschönern?

Besprich vorab alle Details mit deiner Hebamme und besorge dir gegebenenfalls bereits in der Schwangerschaft all jene Dinge, die du eventuell für den Abnabelungsprozess brauchen wirst (Nabelschnurbändchen, Kerzen, Tropfschutz).

Besprich auch mit deiner Hebamme, was mit der Plazenta geschehen soll. Möchtest du sie nicht behalten, so kann es dennoch schön sein, sich von der Plazenta zu verabschieden. Halte einen Moment inne, betrachte die Plazenta, wenn du magst, und bedanke dich bei ihr für ihre unglaublich wertvolle Arbeit.

Bist du zur Geburt in einer Klinik, dann sieht die Sache vielleicht schon etwas anders aus und womöglich triffst du auf unerwartete Hindernisse, wenn du den Wunsch äußerst, die Plazenta mitnehmen zu wollen. Es kann sein, dass die Klinik, in der du dein Kind zur Welt bringst, eigene Richtlinien hat, was die Versorgung der Plazenten betrifft. Manchmal müssen Mütter richtiggehend um die Herausgabe der Nachgeburt kämpfen. Sei dir bitte im Klaren darüber, dass du als Patientin nicht Bittstellerin bist, sondern mündige Konsumentin. Du trägst die Verantwortung über den Geburtsort deines Kindes und kannst dich jederzeit für ein anderes Krankenhaus (oder einen anderen Geburtsort) entscheiden, sollten deine Wünsche nicht respektiert werden.

Auch hier bietet es sich in jedem Fall an, vorab mit der zuständigen Hebamme zu sprechen und ihr deine Wünsche ganz konkret mitzuteilen. Wie und wann soll die Nabelschnur durchtrennt werden? Was soll mit der Plazenta passieren? All deine diesbezüglichen Vorstellungen hältst du am besten auch schriftlich im Geburtsplan fest. Dieser wird bei einem Vorgespräch im Krankenhaus abgegeben und liegt im Idealfall deiner Akte bei. Stell sicher, dass auch das diensthabende Personal über deine Pläne informiert ist, wenn du dann zur Geburt ins Krankenhaus kommst.

Als Gebärende bist du wahrscheinlich nicht in der Verfassung und Stimmung, dich nach der Geburt um den Verbleib der Plazenta zu kümmern.

Besprich vorab mit deiner Doula, ob sie die Nachgeburt im Auge behalten und sicherstellen kann, dass dir die Plazenta ausgehändigt wird.

Bei der Vorbereitung auf die Geburt solltest du zusätzlich zur Babykleidung und dem Mutter-Kind-Pass in jedem Fall ein Gefäß aus Plastik in die Kliniktasche packen, damit die Mitnahme der Plazenta dann nicht an der fehlenden Transportmöglichkeit scheitert. Im Idealfall lässt sich die Transportbox luftdicht verschließen. So verhinderst du während des Heimweges ein Auslaufen von Blut. Ist keine passende Box vorhanden, tut es im Notfall natürlich auch ein Plastiksack.

Am Ende

Die Geburt des Kindes endet erst mit der Geburt der Plazenta. Das Kind wird geboren, seine Nachgeburt wird nicht mehr gebraucht und stirbt. Leben und Tod. Selten sind diese beiden scheinbaren Gegensätze so eng vereint.

Und selten erhält die Plazenta den Stellenwert, der ihr gebühren würde. Sie leistet einen essenziellen Beitrag für das Entstehen des Kindes im Mutterleib und ihre Funktionsfähigkeit garantiert das Wachsen und Gedeihen, das Überleben des Kindes im Bauch der Mutter.

Wirft man einen Blick in die Vergangenheit oder auch über den Tellerrand in andere Erdteile, dann entdeckt man, dass die Nachgeburt weltweit hohes Ansehen erfahren hat und noch immer erfährt, was in der speziellen Behandlung der Plazenta nach der Geburt zum Ausdruck kommt. Und auch hierzulande scheinen sich immer mehr Eltern darüber Gedanken zu machen, wie nach der Geburt mit der Plazenta umgegangen werden soll, was mit ihr geschehen soll. So vielfältig sind die Möglichkeiten, die Plazenta auch nach der Geburt des Kindes noch zu nützen und sie bestmöglich zu verwerten. Ob bei diesen Überlegungen spirituelle Aspekte im Vordergrund stehen oder die gesundheitlichen Aspekte ausschlaggebend sind, ist eigentlich nicht von Bedeutung.

Wir sind an einem Punkt angelangt, an dem wir nicht mehr darauf angewiesen sind, veraltete Traditionen unhinterfragt fortführen zu müssen. Wir können die aktuellsten Erkenntnisse aus Wissenschaft und Forschung nutzen. Doch gerade in der modernen Geburtshilfe scheinen sich viele längst überholte und veraltete Vorstellungen und Gepflogenheiten festgefahren zu haben. Warum werden nach wie vor so viele Frauen dazu angehalten, am Rücken liegend zu gebären, obwohl längst bewiesen ist, dass diese Geburtshaltung die denkbar ungünstigste ist? Warum hat die Krankenhausroutine oftmals Vorrang vor den tatsächlichen – und wissenschaftlich anerkannten - Bedürfnissen von Mutter und Kind? Warum wird der Nachgeburtsphase noch immer so wenig Beachtung geschenkt, obwohl deren Bedeutung für eine gelungen Bindung zwischen Mutter und Kind schon so oft durch entsprechende Studien belegt werden konnte? Warum wird die Nabelschnur fast immer viel zu früh durchtrennt, obwohl die vielfältigen Nachteile wissenschaftlich belegt sind? Warum wird die Plazenta achtlos entsorgt, obwohl wir heute ihre bedeutende vorgeburtliche Rolle kennen?

Wir haben heute die Freiheit, dass wir uns aus dem, was die Forschung uns in Form von Daten zur Verfügung stellt, und dem, was sich über viele Generationen als hilfreich und wichtig erwiesen hat, unser ganz individuelles Konzept basteln können. Wir können wählen und einen Weg finden, der alte Traditionen mit neuem Wissen verbindet. Neues darf entstehen. Jede Familie ist anders. Jede Familie hat andere Bedürfnisse und Wünsche. Nehmen wir uns die Freiheit, uns für das zu entscheiden, was zu uns passt. Du willst nicht in einer physiologisch äußerst bedenklichen Rückenlage dein Kind gegen die Schwerkraft ins Leben pressen? Du willst, dass deinem Kind sein Blut uneingeschränkt zur Verfügung steht und es von den vielen Vorteilen des späten Abnabelns profitieren kann? Du möchtest, dass die Plazenta deines Kindes ein würdevolles Ende findet?

Vertraue auf die Stimme in deinem Inneren, die dich leitet, und auf das Gefühl in deinem Bauch, das dich führt. Es wird sich zeigen, was für dich und deine Familie richtig und wichtig ist.

Ich hoffe, dass ich mit diesem Buch einen Beitrag dazu leisten kann, dass die Nachgeburt zunehmend wieder Beachtung erfährt. Und somit ist das Ende kein endgültiges Ende, sondern womöglich ein Anfang. Der Anfang einer neuen Tradition. Einer Tradition des achtsamen und wertschätzenden Umgangs mit der Nachgeburt. Vielleicht konnte ich dich inspirieren, überraschen oder zumindest neugierig machen auf unser aller ersten Gefährten: die Plazenta!

Literaturverzeichnis

BEACONSFIELD, Peter, BIRDWOOD, George & BEACONSFIELD, Rebecca (2008): ***Die Plazenta.*** In: SCHAD, Wolfgang (Hg) (2008): Die verlorene Hälfte des Menschen. Die Plazenta vor und nach der Geburt in Medizin, Anthroposophie und Ethnologie. Verlag Freies Geistesleben. Stuttgart.

BELAUNDE, Luisa Elvira (2000): ***Women`s Strength: Unassisted Birth among the Piro of Amazonian Peru*** In: JASO Journal of the Anthropological Society of Oxford 31/1 (2000); 31-43. Oxford.

CLARK, Crystal T. et. al (2015): ***Placentophagy: therapeutic miracle or myth?*** In: Archives of Woman`s Mental Health: https://link.springer.com/article/10.1007/s00737-015-0538-8 (25.01.2019, 14:20)

CZABAUN, Cathrine (2008): ***Auf der Suche nach Schutz für die Lebenden: Bestattungsrituale für die Nachgeburt in afrikanischen und weiteren Kulturkreisen.*** In: SCHAD, Wolfgang (Hg) (2008): Die verlorene Hälfte des Menschen. Die Plazenta vor und nach der Geburt in Medizin, Anthroposophie und Ethnologie. Verlag Freies Geistesleben. Stuttgart.

ENNING, Cornelia (2003): ***Heilmittel aus Plazenta. Medizinisches und Ethnomedizinisches.*** Books on Demand. Norderstedt.

FARR, Alex et. al (2017): ***Human placentophagy: a review.*** In: American Journal of Obstetrics & Gynecology. Volume 218; Issue 4: http://www.ajog.org/article/S0002-9378(17)30963-8/fulltext (22.01.2019, 14:30)

HAHL, Brigitte (2018): ***Der erste Atemzug.*** In: Wege. Das Magazin zum Leben. 29. Jahrgang. Heft 3/18.

HIDAS, György & RAFFAI, Jenö (2010): ***Nabelschnur der Seele. Psychoanalytisch orientierte Förderung der vorgeburtlichen Bindung zwischen Mutter und Baby.*** Psychosozial-Verlag. Gießen.

KUNTNER, Liselotte (2004): ***Zum Umgang mit der Nachgeburt - Plazentabestattung im Kulturvergleich.*** In: curare 27 2004/3: 279-293

LIM, Robin (2015): ***Placenta - the Forgotten Chakra.*** Half Angel Press. Ubud/Bali.

LONG, E. Croft (2008): ***Die Plazenta in Brauchtum und Legende.*** In: SCHAD, Wolfgang (Hg) (2008): Die verlorene Hälfte des Menschen. Die Plazenta vor und nach der Geburt in Medizin, Anthroposophie und Ethnologie. Verlag Freies Geistesleben. Stuttgart.

McDONALD, Susan et al (2013): ***Effect of timing of umbilical cord clamping of term infants on maternal and neonatal outcomes.*** Cochrane Database Syst Rev. 2013; Issue 7. Art. No.: CD004074.

MOSER, Doris & STROHMAIER, Marion (2013): ***Lebensreise - Lebenskreise. Rituale und Bräuche rund um die Geburt.*** Books on Demand. Norderstedt.

MURRAY, Margaret A. (2008): ***Das Bündel des Lebens.*** In: SCHAD, Wolfgang (Hg) (2008): Die verlorene Hälfte des Menschen. Die Plazenta vor und nach der Geburt in Medizin, Anthroposophie und Ethnologie. Verlag Freies Geistesleben. Stuttgart.

OTTO, Barbara (2008): ***Nachgeburtsbestattungen in Baden-Württemberg und die schriftliche Überlieferung.*** In: SCHAD, Wolfgang (Hg) (2008): Die verlorene Hälfte des Menschen. Die Plazenta vor und nach der Geburt in Medizin, Anthroposophie und Ethnologie. Verlag Freies Geistesleben. Stuttgart.

PFISTERER, Eva & MAUSS, Susanne (1994): ***Erlebnis sanfte Geburt. Erfahrungen von Müttern und Vätern.*** Edition S, Verlag Österreich.

SCHAD, Wolfgang (Hg) (2008): ***Die verlorene Hälfte des Menschen. Die Plazenta vor und nach der Geburt in Medizin, Anthroposophie und Ethnologie.*** Verlag Freies Geistesleben. Stuttgart.

STADELMANN, Ingeborg (2001): ***Die Hebammen-Sprechstunde.*** Eigenverlag. Kempten.

WHO (2015): ***Pregnancy, childbirth, postpartum and newborn care: a guide for essential practice*** (3rd edition): https://www.ncbi.nlm.nih.gov/books/NBK326678/ (25.01.2019, 14:18)

Dankbarkeit

Wie immer gilt mein Dank vor allem meinen Kindern, die nicht nur große Lehrmeisterinnen für mich sind, sondern mir auch die Zeit und den Raum geben, mich meinen eigenen Projekten zu widmen. Danke für euer Sein!

All jenen Menschen gilt mein Dank, die sich für eine selbstbestimmte Geburtskultur engagieren, die ihre Kraft, ihr Wissen und Können dafür einsetzen, dass Frauen und Babys die Möglichkeit haben, bewusst und liebevoll gebären zu können und geboren zu werden. Eure Arbeit ist unschätzbar wertvoll und zukunftsweisend!

Meine Dankbarkeit gilt auch all jenen Frauen, die sich als Hebammen und Doulas zur Verfügung stellen, um Frauen liebevoll, einfühlsam und authentisch in ihre Mutterschaft zu begleiten und die mit all ihrer Leidenschaft, Hingabe und Herzenswärme dafür da sind, Babys mit Liebe und in Geborgenheit in dieser Welt willkommen zu heißen. Danke, dass ihr die Welt zu einem besseren Ort macht!

Danke an all jene Frauen und Familien, die mir ihr Vertrauen schenkten und mir die Plazenten, Eihäute und Nabelschnüre ihrer Kinder anvertrauten, damit ich daraus Erinnerungsstücke und Kunstwerke anfertigen konnte. Es war mir eine Ehre und ein großes Vergnügen!

Mein Dank geht auch an jene Frauen, die mit ihren Plazentageburtsgeschichten und Plazentabildern dieses Buch bereichert und lebendig gemacht haben. Danke, dass ihr eure ganz privaten Momente mit uns allen teilt!

Birgit Salchinger bin ich ausgesprochen dankbar für das unkomplizierte, rasche und sorgfältige Lektorat und ihren liebevollen Zuspruch. Du bist eine ganz wunderbar Frau und ich bin sehr froh, dass es dich in meinem Leben gibt!

Margarete Wana danke ich für das Fachlektorat und dafür, dass sie immer ein offenes Ohr für meine Fragen hat. Danke für deine wertvollen Impulse und dafür, dass du eine so wundervolle Hebamme bist. Mögen noch viele Babys in deine liebevollen Hände geboren werden!

Und zu guter Letzt danke ich meinem geliebten Mann und Weggefährten Jack Moser, der mir dabei geholfen hat, meinen Text hübsch zu verpacken. Danke für deine Geduld und Ausdauer bei der Umsetzung meiner Vorstellungen!

Über die Autorin

Mag. Doris Ahlea Moser ist Kultur- und Sozialanthropologin/Medizinanthropologin, Autorin, Geburtsbegleiterin und Ritualleiterin. Sie ist zweifache Mutter und lebt mit ihrer Familie in Wien. Sie widmet sich vor allem der Aufklärung werdender Mütter und tritt aktiv für das Selbstbestimmungsrecht der Frau ein.

www.rotemondin.com

Weitere Werke der Autorin:

- Lebensreise – Lebenskreise. Rituale und Bräuche rund um die Geburt (2013)
- Der überwachte Bauch. Wie viel ärztliche Schwangerenvorsorge brauche ich wirklich? (2016)
- Schwangerschaft schafft Heldinnenkraft. Dein Guide für eine selbstbestimmte Schwangerschaft und kraftvolle Geburt (2016)
- Mein privater Mutterpass. Meine Schwangerschaft selbst dokumentiert (2016)